数据驱动与信息决策丛书

国家自然科学基金青年科学基金项目“分层级入院视角下医联体系统转诊策略与协同机制研究”（72104076）
湖南省自然科学基金项目“数智驱动的罕见病诊疗决策、转诊演化与协调机制研究”（2025JJ60476）
国家自然科学基金面上项目“兼顾公平与效率的互联网医院医疗资源配置数智化研究”（72371176）
国家自然科学基金医疗专项重点项目“数字技术支持下慢性病共病医疗卫生服务动态监测和政策干预”（72342014）

数据驱动的三级综合医院患者入院决策研究

李佳玲◎著

知识产权出版社
全国百佳图书出版单位
—北京—

图书在版编目（CIP）数据

数据驱动的三级综合医院患者入院决策研究/李佳玲著．—北京：知识产权出版社，2025.3．—（数据驱动与信息决策丛书）．—ISBN 978-7-5130-9896-0

Ⅰ．R197.324

中国国家版本馆 CIP 数据核字第 2025WN7393 号

内容提要

本书针对我国医疗资源分配不均及患者流向不合理的问题，深入探讨分级诊疗背景下的三级综合医院患者入院管理策略。本书以 H 医院为例，从择期患者入院优先级决策、多类型患者入院计划、急诊与择期患者病床产能分配三个维度展开研究。通过数据驱动和多准则决策方法，优化患者入院流程；构建病例组合优化模型，实现病床资源有效利用；运用仿真模拟方法，研究急诊到达量随机场景下的病床资源分配问题，为三级综合医院的患者入院决策与高效运转提供理论支持。

责任编辑：韩　冰　　**责任校对：**谷　洋

封面设计：邵建文　马倬麟　　**责任印制：**孙婷婷

数据驱动与信息决策丛书

数据驱动的三级综合医院患者入院决策研究

李佳玲　著

出版发行：知识产权出版社有限责任公司		**网　　址：**http://www.ipph.cn	
社　　址：北京市海淀区气象路 50 号院		**邮　　编：**100081	
责编电话：010-82000860 转 8126		**责编邮箱：**83930393@qq.com	
发行电话：010-82000860 转 8101/8102		**发行传真：**010-82000893/82005070/82000270	
印　　刷：北京九州迅驰传媒文化有限公司		**经　　销：**新华书店、各大网上书店及相关专业书店	
开　　本：720mm×1000mm　1/16		**印　　张：**10	
版　　次：2025 年 3 月第 1 版		**印　　次：**2025 年 3 月第 1 次印刷	
字　　数：139 千字		**定　　价：**89.00 元	

ISBN 978-7-5130-9896-0

目　录

第 1 章

绪　论

本章首先介绍本书的研究背景，通过现实问题提炼出科学问题，再阐述研究意义，然后厘清研究思路与内容，接着系统地介绍研究框架与技术路线，最后进行小结。

1.1 研究背景

1. 供需不匹配

随着医疗卫生体制改革的不断深入，我国医疗卫生事业得到了很大的发展，但是供给端的增长仍不能满足人民日益增长的医疗卫生服务需求。我国医疗卫生事业的发展依然面临严峻的挑战：一是区域内医疗水平差异较大，二是优质卫生资源集中在大型综合医院。目前，医疗卫生服务的需求大部分在基层，在需求层面上呈“正三角”；而80%的卫生资源集中在城市，其中大型医院占据了大部分卫生资源，全国65%的诊疗量由7%左右的三级甲等医院（以下简称“三甲”医院）承担，在资源结构上呈“倒三角”。我国这种卫生资源配置的不均衡，导致患者流向不合理，城市大中型医院与乡镇基层医院的卫生资源分别呈现“供不应求”和“供大于求”的现状，致使优质卫生资源不合理、过负荷地被使用，基层卫生资源被严重浪费。这进一步加剧了卫生资源的供需矛盾。

门诊、病床、手术室和医疗技术是四个关键的卫生资源。患者入院环节与这四个关键卫生资源均密切相关，它是连接门急诊以及入院后手术等资源的重要衔接点。病床资源是供需矛盾最突出的关键稀缺卫生资源之一。这种供需矛盾，一方面表现为需求量的不断增加。《2023年我国卫生健康事业发展统计公报》数据表明，我国巨大的住院需求给医疗卫生机构的病床资源管理带来了极大的挑战。2023 年，全国医疗卫生机构入院 30187.3 万人次，其中医院 24500.1 万人次（占 81.2%），基层医疗卫生机构 4545.1 万人次（占 15.1%），其他医疗卫生机构 1142.0 万人次（占 3.8%）。公立医院入院 20006.7 万人次（占医院总入院人次的 81.7%），具体如图 1－1 所示。

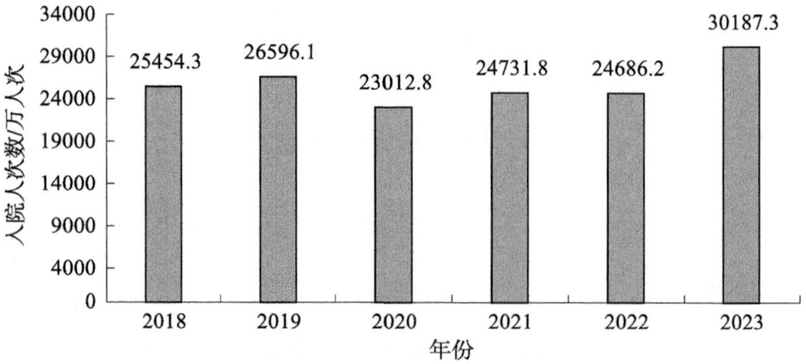

图 1－1　全国医疗卫生机构住院量（2018—2023 年）

另一方面表现为不同级别医院的供给需求差距越来越大，尤其是一些设备技术条件较好的三级公立医院，其卫生资源的供给更加紧张。以诊疗人次和入院人次为例，2023 年诊疗人次与 2022 年相比，医院诊疗量增加 4.4 亿人次，基层医疗卫生机构诊疗量增加 6.8 亿人次；2023 年入院人次与 2022 年相比，医院入院量增加 4401.5 万人次，基层医疗卫生机构入院量增加 926.0 万人次，其他医疗卫生机构入院量增加 173.5 万人次。在不同等级的医院中，三级医院的涨幅最为明显，具体见表 1－1。

表 1－1　医疗机构诊疗人次和入院人次情况

医疗机构类别	诊疗人次数/亿人次		入院人次数/万人次	
	2022 年	2023 年	2022 年	2023 年
医院	38.2	42.6	20098.6	24500.1
公立医院	31.9	35.6	16304.1	20006.7
民营医院	6.3	7.0	3794.5	4493.4

续表

医疗机构类别		诊疗人次数/亿人次		入院人次数/万人次	
		2022 年	2023 年	2022 年	2023 年
医院	三级医院	22.3	26.3	11634.5	14833.6
	二级医院	12.0	12.2	6521.0	7431.6
	一级医院	2.1	2.5	1105.5	1271.8
基层医疗卫生机构		42.7	49.4	3619.1	4545.1
其他机构		3.3	3.4	968.6	1142.0

2. 成立入院服务中心

面对严峻的病床资源供需矛盾，为缓解患者住院难问题，我国一些大型公立医院相继成立入院服务中心（Admission Service Center，ASC）。

入院服务中心的成立，一方面借鉴了病床集中管理模式，打破了病床资源与临床科室专属资源固有化的限制；另一方面优化了病床预约及患者入院流程，统一规范了不同来源（门诊、急诊、双向转诊、内部转科）、不同疾病危急程度（危急重症）、不同病种复杂程度（疑难杂症）、不同病种亚专业类型的住院需求的入院标准，提高了病床资源的运营效率。

本书以我国西南地区某大型综合医院——H医院为代表案例，对其入院服务中心进行调研，发现入院服务中心具有以下作用：①集中统一管理全院患者的入院、转科，实现了广大住院患者科学合理使用全院病床资源；②对住院患者集中进行入院心电图检查，大大减少了中央运输工作量和院内电梯运载量；③入院服务中心提前开具术前检查，减少了患者入院后的术前等待时间；④统一安排急诊积压患者入院、ICU患者转科、普通患者转科等，提高了医疗质效，降低了患者的住院成本。

入院服务中心除上述功能之外，还应具备另外一个重要功能：可以解决双向转诊在大型综合医院住院诊疗层面的落地，尤其是在入院环节对患者起到了合理分流的作用。即在患者入院管理中，充分考虑以病种类型、疾病疑难复杂程度等为入院依据，实现危急重症患者优先入院，提高疑难急重症患者的入院率，以匹配大型三甲医院疑难疾病诊治中心的定位，让有限的优质医疗资源真正为疑难疾病患者服务，同时也使常见病患者与慢性病患者能自然分流到基层医疗卫生机构，以促进学科发展与科学研究，提升病床资源的运营效率。

3. 我国病床管理的特色

（1）入院患者以门诊择期患者居多。按照患者就诊情况，住院需求主要来源于门诊部与急诊科，因此患者类型分为择期患者和急诊患者。两类患者在入院流程与入院优先级上均有差异，急诊患者的优先级通常高于择期患者。在许多国家，急诊是患者入院的主要通道；在我国，门诊是患者接受初期诊疗服务最常用的选择，也是患者入院的主要通道。一方面，门急诊患者占比差异体现了患者就医模式的差异；另一方面，门诊为主、急诊为辅的患者组成结构导致了我国病床预约与病床分配调度模式与其他国家不同。

（2）患者入院管理以等候序列制为主。现有的患者入院管理主要有两种方式：一种是预约入院制，主要解决在服务日之前将每位随机到达的预约入院的择期患者安排到将来的某个具体服务日入院的问题，即病床的预约调度（Appointment Scheduling）；另一种是等候序列制，即将患者预约信息加入等候序列，但不会明确告知患者的入院日期，而是当决策期开始时安排等候序列上一定量的择期患者于当期入院，主要解决病床的分配调度（Allocation Scheduling）问题。

4. 三甲医院入院管理现状

近年来，我国巨大的住院需求给大型公立医院的入院管理带来了极大的挑战，虽然三甲医院已经陆续成立了入院服务中心来统一管理病床，且在规范患者入院、改善患者就诊体验和提高病床使用效率等方面取得了较好的效果，但是由于医疗资源分配欠合理以及没有守门人制度的约束，我国大型综合医院往往人满为患，病情一般的患者与病情严重的患者同时争抢优质医疗资源，病床资源供需矛盾突出，主要体现在：①有限的住院医疗资源无法满足众多亟待入院的患者；②优质医疗资源与疾病诉求不相匹配；③不确定因素（如极端天气）会在一定程度上影响医疗资源的利用率。

综合我国病床管理的特色以及医院在患者入院环节面临的问题，在医疗资源的供给远小于需求，且医疗资源短时间内不能显著增加的情况下，如何使三甲医院的优质医疗资源不被浪费，发挥其诊治疑难复杂疾病的作用，使优质医疗资源与患者诉求相匹配，尽可能地减少资源浪费和提高资源利用率，是本研究要重点探讨的问题。

1.2 研究问题的提出

本书发现当前综合医院面临的主要现实问题可以概括为：有限的住院医疗资源无法满足众多亟待入院患者的需求，且优质医疗资源与患者需求不匹配。该现实问题的本质是供给与需求不匹配，一方面是供应量绝对数量的不足，另一方面是患者需求层面的不匹配。解决该问题的方法之一是进行有效的供给与需求的匹配，以提高优质医疗资源服务效率。

本书以综合医院为研究对象，聚焦大型综合医院的患者入院环节，试图从需求分级和需求再分配两个层面，从需求分级与单体医院病床资源的最佳匹配视角，从三个具体的研究问题入手解决患者需求与病床供给的匹配问题。本书聚焦的问题及逻辑关系如图1－2所示。

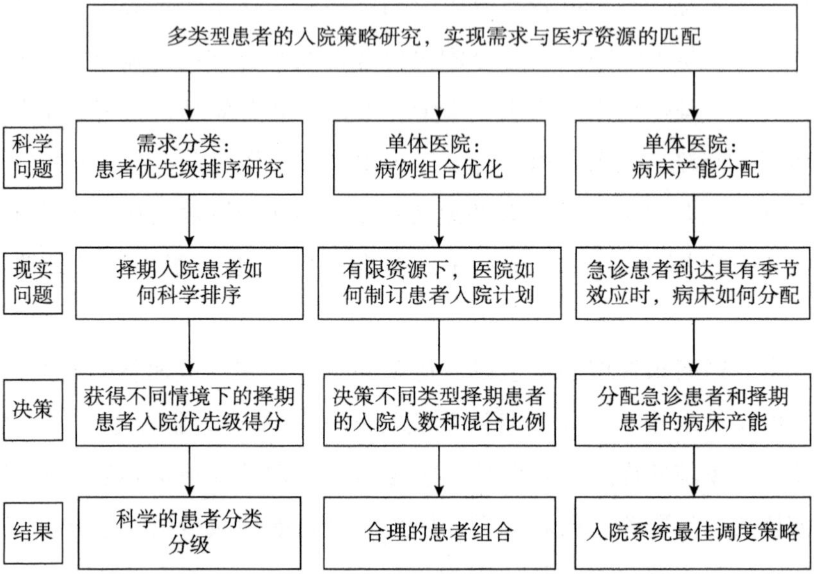

图 1－2　本书聚焦的患者入院环节的管理问题

（1）在需求端，从需求定量分析入手，聚焦综合医院患者入院优先级决策研究。在医疗服务供给能力短期内不可能迅速提高的情况下，通过建立一个相对科学的决策模型来处理各种患者的住院需求，使大型综合医院的优质医疗资源不被浪费。当前国内关于患者入院优先级决策的研究鲜少涉及，很多患者入院决策大多基于人工经验，缺乏科学合理的决策标准。因此，本书结合现实情境分别从两个方面对该科学问题开展研究：数据驱动的患者入院分类研究和基于多准则决策方法的患者优先级排序研究，旨在为医院管理者提供高效的决策建议和生成合理的患者入院优先级等候序列，从而辅助医院管理者进行患者入院决策，并为后续的患者入院管理问题提供场景和参数支持。

（2）在需求再分配问题上，本书以单体医院的病床资源为例，探讨资源（产能）有限条件下的需求再分配问题，主要从以下两个方面进行分析。

1）当综合医院面临不同类型患者入院需求时，在现有医疗资源供给有限的情况下，如何通过数学规划方法来优化患者入院计划，实现优质医疗资源在疑难杂症与常见病、慢性病之间的合理配置，从而既能实现医院的收益目标，又能符合综合医院疑难重症救治中心、科研中心等功能定位，最终实现医疗资源与患者就医需求相匹配。

2）当急诊到达量呈现随机性时，综合考虑多种情境因素以优化急诊患者与择期患者的病床产能分配和调度问题。这些情境因素特指急诊患者的占比、病床利用率以及季节效应指数。急诊患者的占比直接影响病床需求的紧迫性和不确定性，病床利用率反映了医院资源的紧张程度，季节效应指数揭示了外部环境变化对急诊患者到达模式的潜在影响。综合考虑这些因素，可以更精准地调整病床资源，以应对急诊患者的突发需求，合理地对急诊患者和择期患者的病床产能进行分配和调度。

1.3　研究意义

本书以我国大型综合医院患者入院的实际情况和现状为研究背景，通过总结现实问题提炼出科学问题，基于工业工程理论与方法，运用机器学习、数学规划、模拟仿真等相关理论与方法解决大型综合医院患者入院管理方面的一系列问题，对丰富医院管理研究具有重要的理论意义和实践意义。

1. 理论意义

（1）在择期患者优先级分类问题上，本书针对当前择期患者优先级分类相关研究存在的不足之处，从数据驱动的视角对患者进行分类，构建集成模型，并探讨不同因素对患者入院的影响；此外，应用多准则决策方法解决患者排序问题，研究模糊语言环境下的患者优先级排序，进一步丰富了机器学习和多属性决策在医疗领域的分类和排序方面的理论研究。

（2）在需求的再分配管理问题上，本书针对单体医院的患者调度优化问题，综合了数学规划和模拟仿真等方法，从战术和运营层面对医疗需求的调度优化策略展开了创新性研究；为患者的入院优先级排序和调度优化提供了解决方案，在一定程度上扩展了传统调度模型。本书从研究内容（患者组合优化和调度模型）、研究方法（机器学习、数学规划、模拟仿真）、研究领域（我国大型综合医院患者入院收治计划与调度决策）三个方面丰富了医院运作管理的广度和深度。

2. 实践意义

（1）本书以 H 医院作为研究调研现场，选取呼吸内科为代表科室，通过机器学习分类器和多准则决策方法对患者进行科学的分类和排序，将患者划分为若干入院优先级类型。本书的研究结果可辅助医护人员进行科学合理的优先级决策，进而为实践分级诊疗政策在大型综合医院患者入院环节的落地、患者合理分流和优质医疗资源的合理利用提供理论指导。

（2）为了更好地将大型综合医院的稀缺资源匹配到最有需要的患者，实现需求与资源的双向匹配，本书从战术层面构建患者入院计划模型，提供不同场景下的最佳患者入院策略；再从运营层面构建患者入院调度仿真模型，提供不同场景下的最佳入院计划和调度策略，为医院管理决策者实施需求再分配和合理安排病床资源提供参考策略和方法支持。

1.4　研究思路与研究内容

本书以国内大型综合医院病床运作管理环境为背景，在提炼总结病床运作流程的基础上，借鉴国内外相关领域的理论研究成果，建立了患者入院需求分类分级与医疗资源匹配优化的体系架构，并以此为基础，从入院管理实际出发对患者入院优先级决策、患者入院计划、患者入院调度等若干关键问题进行了深入研究，利用工业工程的理论知识，对相关问题进行了模型构建和优化求解。本书的主要研究内容可整理如下。

（1）择期患者入院优先级决策研究。本书从数据驱动和多准则决策两个维度展开研究。首先以 H 医院呼吸内科为例，对患者入院前的登记信息进行数据预处理之后，选取多个机器学习分类算法，如随机森林模型、XG-Boost 等构建分类模型，并进一步构建集成模型，实现患者入院优先级的自动排序；然后基于 H 医院的择期患者入院指标体系，引入模糊语言环境下的多准则决策方法对患者入院进行更加详细的排序，为医院处理不同场景下的患者分类提供了技术支持，同时也为后续章节的概念模型构建、参数设定以及模型适用不同场景假设提供依据。

（2）考虑多类型择期患者和优先级约束下的患者入院计划研究。基于第 3 章的患者入院概率输出结果，划分不同类型择期患者，之后以综合考虑收益和资源利用偏差为目标，在给定理想资源利用率的前提下通过数学规划理论与方法构建考虑优先级约束的模型，并通过灵敏度分析探讨不同参数变化下对决策变量和目标函数值的影响，最后与不考虑优先级约束的模型和现实数据拟合结果进行对比分析，进一步验证本书模型的有效性，为大型综合医院合理地制订患者入院量和病例组合提供参考依据，实现需求和供给的最佳匹配。

（3）考虑急诊患者需求下的择期患者入院策略仿真研究。本书假设环境因素会对呼吸内科的入院患者人数产生影响，即当环境污染严重时，入院患者人数比往常的平均值有大幅增长。在此背景下，运用仿真方法探索当患者入院需求激增时，医院应该如何合理地确定最佳病例组合以及对应的最佳入院调度策略，以尽可能地减少优质医疗资源的浪费，并提高医疗资源的利用率。本书设置不同需求量的阈值，分为多个情景展开讨论，在不同情景下会产生不同的病例组合，相应地产生不同的入院调度策略，通过对比不同策略下的评价指标，如病床周转率等，来评估调度策略的优劣。

1.5 研究框架与技术路线

本书结构安排如下。

第1章，阐述研究背景、研究问题、研究意义、研究思路与研究内容、研究框架与技术路线。

第2章，阐述国内外研究现状。本书通过实地调研了解到大型综合医院现阶段患者入院环节面临的关键管理问题，并充分运用文献研究方法，力图通过详细梳理需求分类与优先级排序、医疗服务中病例组合优化、患者调度策略的相关研究，分析当前相关研究的不足，进而挖掘本研究所探讨问题的研究价值。本章的文献梳理为后续研究工作的展开奠定了文献基础。

第3章，首先对H医院的入院服务中心及患者入院情况进行简要介绍，通过了解择期患者的入院流程提出本章的入院优先级决策问题，然后针对该问题分别从数据驱动和多准则决策两个维度展开研究。第3.2节以某科室的患者入院历史数据作为输入，通过数据预处理、模型选择与构建等开展患者入院分类研究，旨在实现患者入院自动化排序，在一定程度上辅助分诊员对患者入院做出决策。第3.3节通过多准则决策方法进行模糊语言环境下的患者优先级排序研究，主要适用于入院情况较为相似的患者，辅助分诊员进一步地给出更详细的入院患者排序。本章有助于提高患者入院决策效率，改善医院的患者入院流程，同时为后续模型的场景设置、条件设定、参数设计提供依据。

第4章和第5章，从不同视角研究单体医院的患者需求与医院内部医疗资源匹配问题。第4章主要探讨在有限医疗资源约束和给定理想资源利用率的条件下，通过构建混合整数规划模型，同时考虑多类型患者资源消耗差异和优先级约束，进而得到合理的患者入院计划，可以为单体医院战术层面的患者入院收治计划提供参考依据。第5章进一步考虑在给急诊手术患者预留出产能的条件下，对急诊患者和择期患者进行产能预留策略的仿真分析。

第 6 章，总结研究结论、创新点，并指出进一步的研究方向。

等候序列患者入院管理问题本质上是生产计划与控制框架在医疗领域的延伸和扩展。因此，本书主要借鉴工业工程中生产计划与控制理论中的客户需求分类、生产计划安排等相关技术方法来解决本研究所提出的问题。本研究的技术路线主要从研究思路、研究内容和研究方法三个方面进行概括，具体如图 1－3 所示。

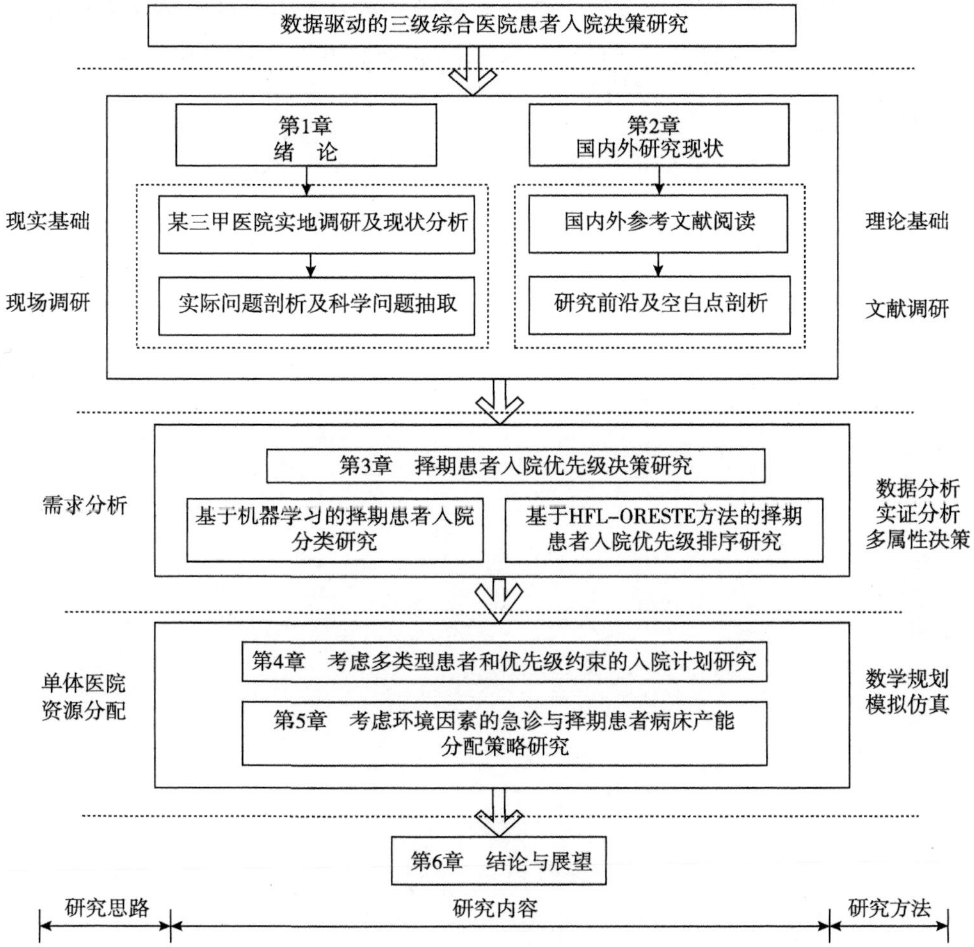

图 1－3　技术路线

1.6 本章小结

本章首先对研究背景、研究意义进行深入分析，从供需匹配视角探讨需求分级和需求在单体医院内的分配管理问题，具体的研究内容为：择期患者入院优先级决策、考虑多类型患者和优先级约束的入院计划、考虑环境因素的急诊与择期患者病床产能分配策略。然后对本书的总体研究思路、研究内容进行合理界定。最后针对本书的研究问题，设计具体的研究框架与技术路线。

第 2 章

国内外研究现状

本章在收集需求定量分析、病例组合优化、患者调度优化相关文献的基础上，通过梳理文献间的逻辑关系，首先对需求的分类和等候序列上患者入院优先级排序的相关研究工作进行回顾，了解现有研究中相关模型与方法的不足。然后对医疗服务中有关病例组合优化与入院调度优化的文献进行综述，分别对研究范畴、概念及患者入院控制优化研究进行概述。最后，通过梳理当前与本书研究内容相关的医疗问题的分析思路和研究方法，总结已有研究文献的不足之处，进而提炼出本书所研究问题的必要性与研究价值。

2.1　需求分类与优先级排序的研究现状

需求分类研究是后续需求与产能能否合理匹配的一个重要基础。本节通过文献梳理发现有关需求分类及优先级排序的研究，从研究方法的角度进行划分，主要可以从数据驱动和多准则决策两个方面进行概述。

2.1.1　数据驱动的需求分类的研究现状

机器学习方法已广泛应用于医疗保健研究领域，如医疗诊断、决策支持系统等。Chong 等（2015）建立了机器学习模型和多变量 logistic 回归模型，以预测急诊科中重度小儿外伤性脑损伤程度。Pollettini 等（2012）基于语言模块和机器学习分类模块，使用来自电子病历的信息，开发了一种计算机辅助方法，用于自动推荐监视级别。Ichikawa 等（2016）开发了一种虚拟的健康检查工具，使用梯度增强决策树、随机森林和逻辑回归方法来识别高尿酸血症高风险人群。他们的机器学习方法在预测高尿酸血症的发展方面表现出良好的性能。Araújo 等（2016）从医疗保险公司的角度考虑了牙科服务的预授权问题，创建了一个基于随机树、朴素贝叶斯算法、支持向量机、最近邻以及集成的分类模型，可以高度准确地评估测试患者，以此协助预授权审查员做出决策。张卓勇等（2002）将双向联想记忆神经网络用于正常人与肺癌患者的分类判别。王潇等（2019）采用一般资料调查表、数字疼痛评估表、简易疲乏量表、匹兹堡睡眠质量指数量表、卡诺夫斯基功能状态量表、胃癌患者生命质量量表对 161 例胃癌术后化疗患者进行调查，通过聚类分析方法对患者进行分类。

传统的医疗需求主要来源于患者的治病就医需求，与病床资源相关的需求则主要体现在入院量和再入院量指标上，但是现有研究关于患者入院环节的分类问题还较少涉及，Klann 等（2013）通过构建贝叶斯网络来对儿科预防性护理服务的患者进行优先级排序。Zheng 等（2015）运用神经网络模型、随机森林算法，以及群体智能启发式和支持向量机等多个数据挖掘算法来对再入院患者进行分类，以预测高风险和低风险的再入院患者。Krämer 等（2017）设计开发了预测模型，用于将急诊与择期患者区别开来并预测其入院紧急程度，预测结果以数值概率的形式表示。

综上所述，国内外对需求的分类预测研究中，从研究内容来看，鲜少有人关注患者在入院前环节的分类，大部分是对再入院风险进行预测；从研究方法来看，传统的需求分类分析主要以数据统计、量表等方法为主，并且大多数还是以单一模型为主，较少有研究采用机器学习或组合模型的方法来对需求进行分类预测。近年来，医疗资源需求分类预测研究对需求的预测方法的准确性要求越来越高。随着人们对需求研究认识的不断加深，研究可以通过数据挖掘、机器学习算法来对现有方法进行改进或建立新的方法，以进一步提高需求分类及预测效果。

2.1.2　入院等候序列中患者优先级排序的研究现状

关于等候序列患者优先级排序的研究众多，本小节着重从入院等候序列患者优先级排序方面进行综述。

20 世纪 60 年代末至 70 年代初，大量等候序列患者服务优先级排序模型被开发出来，其中优先分数或准入指数通常被用于决定患者进入服务系统的顺序。早期的优先级计算模型研究关注入院调度中对等候序列患者的入院优先级排序，将优先分数或准入指数作为社会因素、病情紧急度、住院时长、患者病情恶化因素以及等候时间因素的函数，早期的模型主要运用因素可积形式或指数形式，较近的研究考虑因素可加形式及基于特定条件的可加模型 。Soljak（1997）的研究通过考虑五个临床因素取值相加而得到患者优先分数，从而运用优先分数计算患者接受治疗所需的等待时间为从一个月至不少于一年。除了考虑患者危急程度、等待时间、临床指标等因素，Gudex 等（1989）首次提出从患者接受治疗带来的健康效益与平均资源利用水平来考虑分配优先级，并对比现在接受治疗的效益与一年后接受治疗的效益。

随着 1993 年新西兰开发出择期手术患者等候序列优先级分配打分排序系统，不少国家（英国、加拿大、西班牙等）的学者开始关注优先级打分系统的研究。Derrett 等（2003）为研究新西兰临床优先级评价标准能否在一定程度上稳定患者排序以优先选择最需要手术的患者，选择 101 位白内障手术患者、103 位前列腺手术患者和 137 位膝关节置换手术患者，运用 EQ－5D、SF－12 指标评价患者术前与术后的临床优先级评估标准。研究结论显示新西兰的临床优先级评估标准需要重新设计。Noseworthy 等（2003）为加拿大五种计划的医疗服务（白内障、普外科、臀关节、膝关节和 MRI）等候序列设计了相应的优先级打分系统。MacCormick 等（2003）对择期手术等候序列优先级打分系统的电子文献进行了全面的收集与系统的综述，主要分为研究设计与方法、伦理框架、指标、优先级工具（权重计算）、是否考虑等候时间等方面。Mullen（2004）对医疗系统等候序列优先级打分系统中的指标/因素选择及打分方法进行了综述与比较，对比了单阶段模型（约束评级方法）与多阶段模型（AHP、多属性效用理论）。Comas 等（2008）运用离散事件仿真模型分析白内障手术等候序列优先级排序系统，将等待时间作为打分变量进行灵敏度分析，并与先来先服务策略进行对比。Hansen 等（2012）建立了一个择期手术患者等候序列优先级分配的七步打分系统。Solans-Domènech 等（2013）基于患者危急度和治疗需要建立了一个择期手术患者优先级打分系统。国内的相关研究主要通过收集量表、专家咨询等方法对患者进行分类，如林璐等（2018）运用德尔菲法得到的门诊慢性病患者分级诊疗分类指标，根据糖尿病病情严重程度、化验和检查指标异常情况、是否接受注射治疗或者住院治疗、患者每次用药情况等进行分类。

当前国外比较主流的方法是采用针对特定疾病的评估标准系统（评分系统），将其应用于患者的优先级排序。这种评分系统由明确的标准组成，用于确定患者的相对治疗优先级。每个标准都分配了一定数量的得分以表示其相对重要性，评分系统擅长处理定量数据。但是，该方法仍然存在一些缺陷：一方面，大多数研究考虑的指标并不十分完善，导致评分结果在确定患者优先级时可能存在偏差；另一方面，标准通常是对许多模糊和不精确信息的定性描述，而上述方法不能有效地处理模糊信息的定性标准。

自然语言可以有效地描述不确定环境下每个患者的状况。犹豫的模糊语言术语集（HFLTS）是描述模糊和犹豫的语言评估的强大工具。入院患者的优先级排序可以视为多准则决策（MCDM）问题，即根据若干指标对排队等候患者进行排序；因此，使用 HFLTS 进行多准则决策是另外一种可行的解决方案。尽管带有 HFLTS 的 MCDM 方法已被应用到许多领域，但鲜少有基于 HFL - MCDM 方法评估我国大型综合医院的患者入院优先级的研究。

Zhang 等（2016）用 HFL－VIKOR 方法对患者入院优先级进行了实证研究。之后，Sun 等（2018）和 Zhang 等（2018）分别运用 HFLTS－MABAC 方法和直觉乘法 ORESTE 方法评估患者的优先级。但是，上述所有研究都没有符合我国综合医院现实情况的患者入院综合评价指标，而且这些研究获得的结果无法解释替代方案之间的关系。

综上所述，已有大量研究关注如何对等候接受医疗服务的患者进行打分排序，但是当前大部分研究所述评分方法无法有效处理模糊的定性信息，且鲜少有基于我国综合医院现实情况的入院评估指标体系的患者入院优先级排序研究。

2.2　医疗服务中病例组合优化的研究现状

2.2.1　病例组合优化的研究范畴与概念

Adan 和 Vissers（2002）运用生产计划与控制的框架对医院生产计划的若干问题进行了详细描述。表2－1用于描述医院生产计划的不同层级问题。决策问题1和2主要是从医院的战略层面对医院的总体发展规划进行决策，一般的决策周期都是以年为单位。决策问题1主要是在战略层面上决策针对入院计划而区分的患者类别是否适合医院的情况，即对不同层次的医院，应该区分不同的患者类型且设计符合医院定位的患者入院计划。决策问题2针对患者流计划，决定年度的患者数量和医院服务水平。决策问题3和4主要是从战术层面分别对产能进行分配和调度，负责提供服务所需的产能（产能分配），并注意在适当的时间分配可用的产能以避免产能损失（产能调度）。在这些中间层级上，如果问题不能很好地决策，那么医院可能会因为组织服务的方式而造成资源的收益与服务不匹配。决策问题5是运营层面的问题，侧重于运营管理和日常计划，如用来决策每天何时安排哪位患者入院或做手术。

表2-1 医院的生产计划层级及相关病例组合问题

决策问题	决策者	框架层级	研究范畴	与病例组合相关的研究
1. 医院的未来方向如何	高层	战略规划	2~5年	根据病例组合合理调整战略资源
2. 明年医院将如何发展	高层	患者流计划	1~2年	
3. 如何将资源分配给医疗单元或部门	高层和中层	产能分配	几个月至一年	结合病例组合制订医院的患者入院计划和主手术计划
4. 如何及时安排产能（分阶段分配）	中层	产能调度	几周至几个月	
5. 安排哪位患者在什么时间接受治疗	操作层	运营管理	一天至一周	根据病例组合来指导患者入院调度或手术调度

当病例组合与生产计划和控制的框架相结合时，会衍生出对应的三个层次的研究问题：战略层问题是以年为周期，需要决策每年要服务的患者人数和不同类型的患者组合；战术层问题的决策周期一般是周至月，需要确定某周或某月计划服务的患者人数及比例；运营层的主要目的是确定要服务的患者及其入院时间，应考虑资源可用性和优先级规则。这些决策包括将不同患者类别分配给住院服务中的资源。

Hof等（2017）认为病例组合优化问题涉及选择理想的患者组成和数量，并对相关问题进行了系统的综述。该文献指出病例组合优化已经成为医院战略及战术层面的重要工具，并对该问题从研究框架、目标函数、约束条件等方面进行了详细综述。当病例组合优化结合不同的医疗资源时，延伸出了不同的研究问题。与病例组合密切相关的战术层面的两个研究问题是患者入院计划和主手术计划。

当决策患者的入院安排时，对应的是患者入院计划研究，Adan等

（2009）针对某个具体科室的患者进行入院计划研究，该文献对患者入院计划给出如下定义：患者的入院计划是决定每天接受科室治疗的患者人数，以及不同类型患者的混合。在具体的某个医疗专业中，可以根据对资源的需求来区分不同类别的患者。患者入院所需的资源类型可能包括床位、手术室的容纳人数、护理能力和重症监护病床。

综合上述研究，本书给出所研究的患者入院计划的定义：为了有效利用医疗资源，使有限的医疗资源与不同类型患者相匹配，确定最佳的入院患者数和患者组合，以此来生成最佳入院策略。

当结合手术资源时，对应的是主手术计划研究问题，如 Yahia 等（2016）为外科手术部门制订最佳病例组合，为手术时长不确定的患者制订最佳的病例组合计划。

2.2.2　患者入院计划与调度优化的研究现状

在整个诊疗环节中，最为重要的是患者入院环节，因为这一环节起到对上下游如门诊、手术室和病房等资源的衔接作用。同时，本书通过分析医院的生产计划与控制层次框架，并结合病例组合问题，对文献进行梳理发现，患者入院环节的病例组合优化问题主要聚焦在患者入院计划研究和病例组合与资源调度相结合的研究。

1. 综述性文献

已有部分学者对患者入院计划相关研究进行了综述。Smith-Daniels 等（1988）主要针对不同的患者入院系统（等候制和预约制），在随机到达的急诊患者必须及时入院且患者住院时长随机不确定的背景下，如何控制择期患者入院人数，以实现将床位率控制在理想水平并满足患者服务组合需求，进而实现成本最小或收益最大化目标。该研究认为患者入院调度模型主要受到患者服务组合需求、患者住院时长和急诊患者入院人数三个方面的影响。Jun 等（1990）分别从患者流和资源配置两个方面梳理了离散事件仿真建模在卫生保健诊所和诊所系统（如门诊、急诊、外科中心、骨科部门和药房）的应用，并讨论了未来的研究和应用方向。Gemmel 等（1999）采取了两阶段调查法对患者入院计划问题从理论和实践两个方面展开阐述。第一阶段，从文献梳理中了解到医院进行患者入院调度安排需要涉及四类要求；第二阶段，首先对比利时的三家医院和美国的一家医院的患者入院过程进行调研，然后通过电话对比利时的 115 家医院的患者入院政策进行调研。研究结果发现尽管近年来人们提出了不同的患者入院计划理论模型，但是大部分模型并没有真正在医院实施起来，表明患者入院计划的理论研究与实践存在差距。Batun 等（2013）系统地综述了运筹学优化方法在医疗运营管理领域，包括预约调度、手术室调度、能力规划、人员调度、医疗设施选址、器官移植、疾病筛查和疫苗设计方面的应用，并提供了详细的示例来说明不同的优化技术，如离散凸分析、随机规划和近似动态规划等优化方法在这些领域的使用。Teixeira 等（2015）对 2005—2014 年 261 篇关于医疗准入系统的文献进行了梳理和总结，并用 11 个关键要素进行描述：①系统中所涉及的实体，如医生、护士、患者、心理学家和技术人员；②执行的活动，如分配、控制、出院、预测、规划、调度等；③医疗资源，如病床、手术室、医疗单元和病房；④运筹学方法的应用，如启发式算法、数学规划、优化、排队论、模拟仿真和随机过程；⑤患者类型，如预约、择期、急诊、住院和门诊患者；⑥医院类型；⑦医疗服务；⑧规划水平；⑨衡量测量；⑩模型类型；⑪理论结果及实践检验。该研究指出，随机模型主要用于研究人口普查的变异性和预测，优化模型和数学规划算法主要用于设计准入政策及控制普查和患者流，较为复杂的问题可以通过仿真进行实验研究，大多数研究的实践性都有待加强。

2. 患者入院计划研究现状

患者入院计划问题包括最佳患者组合的选择与可用产能和需求的匹配 。

部分文献主要从战术和战略层面研究患者数量和患者组合优化，以协助医院确定最佳入院患者组合，从而提高医疗资源的利用率。

Adan 和 Vissers（2002）同时考虑了入院患者和门诊患者，在产能有限的情况下，如何制定合适的患者入院政策来满足患者吞吐量和资源利用率的问题，所涉及的资源包括手术室和 ICU，他们针对该问题提出了一个整数线性规划模型，以此来确定允许入院的患者人数，并且在医院的骨科试点环境中进行了应用，但是该研究并没有考虑急诊患者的影响，并指出未来的改进方向是进一步开发计划政策，以确定接诊紧急患者的储备能力，并缓解为应对每个患者类别资源需求变化所需的缓冲能力。Hutzschenreuter 等（2008）基于广泛的案例分析，包括数据分析和访谈，提出了一个基于代理的仿真模型，用于选择最优入院患者组合，并将仿真模型应用于新西兰的一家大型医院。该研究指出未来将考虑等候序列是动态变化的情况，且将等候时间作为患者满意度评价指标的患者入院政策。Adan 等（2009）运用混合整数线性规划生成胸外科的患者入院计划表，以实现给定目标下的手术计划吞吐量。该研究根据胸外科患者对资源的需求不同对患者进行分类，然后基于真实医院数据以及在考虑多个资源约束（如手术室时间、病床、ICU、护理人员）的条件下对模型进行求解。该模型获得的结果可以生成主手术时间表，更好地实现资源的目标利用水平，但是该研究没有考虑急诊手术患者的预留政策。Zhu（2013）考虑在实时限制下，通过马尔可夫决策过程（Markov Decision Process，MDP）模型为择期患者找到最佳的入院策略。为了克服传统模型可扩展性较差的问题，该研究应用基于样本的规划者以及给定初始状态的有效的仿真模拟技术，按需生成行动，同时避免与初始状态无关的部分模型。研究结果表明，在给定合理资源的条件下，该方法对现有的替代方案产生了改进的决策。但是该研究中没有考虑患者等候时间以及患者的不同优先级，并且缺乏真实的患者入院数据，不能将任何领域的知识融入规划算法中，未来可以通过应用机器学习技术更好地指导搜索策略。Kim 等（2014）对 ICU 准入控制展开实证研究，通过随机动态规划模型和计量经济学模型来评估拥塞如何影响 ICU 的准入决策、患者治疗成效和医院成本。研究结果表明，繁忙的重症监护病房相比于平均水平，其准入机会下降了 55%，可能进一步导致重大的健康和财务影响。另外，提供 ICU 护理可以显著改善患者的治疗效果：住院时间减少了 1.3 天，再入住的可能性下降了 4.3%。如果没有因为拥挤所造成的 ICU 准入问题，医院每年可以节省 270 万美元。该模型结果表明，相对于简单的入院策略，考虑 ICU 拥塞的策略表现出更佳的性能。Meng 等（2015）提出了一种分布式鲁棒优化方法来管理择期入院计划并确定入院配额。该研究基于一组不确定的概率分布，提出了一种优化的预算变异方法，在不超过预期的床位约束下使患者入院系统中可承载的不确定性水平最大化，并通过导出等价于模型的二阶圆锥问题来解决鲁棒优化模型。Hulshof 等（2013）将择期患者入院计划问题概括为实现患者的公平获取、满足运营目标、实现资源的有效利用。该研究开发了一个混合整数线性规划框架用于处理战术资源配置和择期患者入院计划问题，其目标是实现资源的公平分配和优化患者入院时间。该模型生成的战术计划可以将可用资源分配给各种护理过程，并在其护理过程的特定阶段选择要服务的患者，同时可以多次处理多种资源和多个患者群体，通过采取各种不确定的治疗途径，整合医院资源链的决策。其计算结果表明，该研究提出的方法可以提供更公平的资源分配方案，并且指出未来可以进一步扩展模型，如考虑已经入院的患者或平衡患者与资源的约束等。Hulshof 于 2016 年开发了一个考虑随机因素的战术资源配置和患者入院计划，并提供了一个近似动态规划框架来处理随机治疗路径和不确定随机到达患者的多资源、多时间维度和多个患者组。Batista 等（2020）指出有效的患者入院计划可以提高住院患者的吞吐量和等待时间，从而提高医院服务质量。该研究提出了一个双目标随机优化模型来研究资源利用率和医院服务成本之间的平衡关系，同时考虑到需求和产能的不确定性，并且运用来自智利某公立医院的真实数据进行案例分析，说明了该研究提出的方案优于智利某公立医院的实际做法。Meisami 等（2019）对重症监护病房的患者入院管理进行了研究，纳入基于个性化健康及死亡率风险度量指标和数据驱动的混合整数规划模型，在对患者阻塞保持一定服务水平的同时，确定医院网络中各种重要护理单位（包括多个中级护理单位、多个重症监护病房和普通护理单元）产生最佳单调准入阈值，用于估计关键护理单位的最优患者入院政策，并指出未来的改进方向是考虑动态更新的患者死亡率及健康风险评估，以进一步改善住院率。

3. 病例组合与资源调度相结合的研究现状

部分文献通过引入病例组合的概念，重点对医疗资源的后续调度进行研究。这类研究基于病例组合先将患者分为若干类别，然后再对患者进行合理的分配，属于医院运营层面的研究范畴。这类文献主要涉及针对多类型或多个优先级患者的资源调度优化研究。

George 等（1983）根据疾病严重程度对患者进行分类，紧急性更高的患者入院权重更大，使用线性规划模型来规划一般手术部门的患者吞吐量，同时考虑病床数、外科医生工作时间、手术室时间等资源约束，以此来缩短患者入院等候序列的长度，其研究结果成功应用于英国一家医院。但是该研究并没有给出精确解，只是讨论了不同约束情况下不同患者吞吐量情况，以此对医院进行指导。Lamiri 等（2009）解决了手术室在择期手术患者和紧急手术患者之间共享的情况。该研究提出了一个随机模型，并使用混合整数规划结合蒙特卡罗模拟进行求解。然而，这种解决方法对于大型医院并不适用。Zhang 等（2009）提出用有限时域混合整数规划模型来确定每周的手术室分配模板，并最小化住院患者的成本及住院时长。该模型考虑了患者类型优先级（如急诊患者优先级高于非急诊患者）和临床约束（如分配给每个专科的最大小时数、外科医生和工作人员可用性），并且将来自分析模型的最佳解决方案输入仿真模型中，该模拟仿真用于评估手术室的表现，可以捕捉过程中的一些随机性因素（如手术时间、患者需求、患者到达时间）和非线性因素（如患者需求满意度与房间分配的比例）。该研究应用于美国洛杉矶县的一家医院，最终缩短了与手术相关的住院时间。但是该模型并没有考虑不确定因素，并且其求解方法对于大型医院并不适用。Helm 等（2014）指出人口普查变化的主要驱动因素之一是择期患者入院方式的不稳定性。为了减少患者阻塞和系统拥堵，同时保持吞吐量，必须使择期患者入院率与医院其他子系统（如急诊室和医院病床）协调一致。该研究基于这一目的开发了一个随机患者流模型和相关的优化模型，并且基于创新的患者随机位置设计了一种新的泊松到达定位模型（PALM），称为患者时间资源需求模型（PATTERN），还进一步将 PALM 扩展到具有 PATTERN 定位过程的确定性到达位置模型（DALM）。这项工作为高效入院管理系统提供了理论基础，并提供了一个可用的决策支持方法来协调择期患者与急诊患者之间的病床分配问题。

相对于上述将患者分为传统的择期患者和急诊患者进行资源调度优化的研究，还有部分研究更加关注精细化的患者分类。Rahimi 等（2014）对考虑优先级的调度研究进行了较为全面的综述，并指出没有数学建模系统评估患者在手术等候名单上的相对优先级，医院很难管理等候名单，难以确保以最高的紧迫性服务患者。大多数系统都是优先考虑时间，如基于“先来先服务”、临床紧急相关组、最大时间的方法等。这样的系统是非常主观的，不足以评估和比较患者的紧迫性和病例组合。尽管这个问题很重要，但是这方面的研究很少。因此，该研究通过检索 1969—2014 年的相关文献，总结了外科手术患者优先级的现有方法，希望得出当前研究趋势，为今后的研究提出一些方向。现有文献将手术患者优先级分为三类：非公式化优先级排序、公式化优先级排序、与调度相结合的优先级排序。但是尽管 1969—2014 年关于优先级排序的文献非常多，但是仍然没有确切解决患者优先事项的问题，且在调度中纳入患者优先级的问题也没有提供任何解决方案。我们得出的结论是，基于数学建模优先考虑手术等候名单的研究尚处于起步阶段，而这一领域的进一步发展将有利于减少等候名单和死亡率，提高医疗保健的质量。Ferrand 等（2014）回顾了当对择期手术患者和优先级更高的急诊患者进行手术时，医院如何更好地利用其手术室来平衡效率和响应性。该研究分成三个部分：①手术室容量计划，研究择期和紧急患者手术调度的具体问题；②总结了方法论和绩效指标；③其他医疗领域中涉及多个优先级实体类的研究，其中又细分为三部分：在某种医疗资源中调度多重优先级患者，在初级保健机构中安排多重优先级患者，在制造和服务行业中的多优先级实体。这项调查强调了未来的定量研究需要改进手术室的效率和响应性的平衡问题。

Petrovic 等（2011）提出了一个针对多个类别的癌症患者设计多目标的放疗计划优化模型和算法。该调度模型考虑了两个目标：最小化平均患者的等待时间和最小化平均违规的等待时间。并针对三种放疗患者类别，即急症患者、姑息性患者和激进性患者开发和实施了三种不同的遗传算法（GA）：①常规 GA，它平等地考虑所有的患者类别；②KB－GA，它嵌入了针对紧急患者类别的知识；③加权 GA，它给予不同的患者类别不同的权重。研究结果显示，考虑到急症患者的 KB－GA 生成时间表性能最佳，并且在所有情况下略胜过其他两个 GA。该研究还从目标函数和实验设计两个方面提出改进建议，如考虑最小化治疗中加权延迟的次数，以最大限度地减少延迟等。Nunes 等（2009）提出了适用于多个专业/科室和资源类型的总体框架。其目标是最大化多种资源类型的资源利用率。该模型的关键特征之一是使用治疗模式将多个患者按照相似的需求动态分组。Gartner 等（2014）假设根据诊断相关组（DRG）和临床路径对择期患者进行分类。该研究开发了两个静态和滚动式混合整数规划模型，使所有患者的贡献范围最大化。相比于已经实施的规划方法，其开发的模型显著提高了贡献幅度，且患者入院后到手术之间的间隔时间显著减少。Ma 和 Demeulemeester

（2013）提出了一个综合多层次方法对医院的病例组合和产能规划问题进行研究，以提高资源效率和改善服务水平。该方法包括三个阶段：①病历组合规划阶段：决策静态系统下的患者量和每个单元的资源需求；②主手术调度阶段：涉及资源配置的中期决策，如一个周期的主手术计划，并且考虑变动性和对资源使用率的影响，如每个病房的预期病床占用；③绩效评估阶段：在动态系统下评估和分析给定病例组合和容量决策下的操作绩效。但是该方法是在静态系统下确定服务的最优病例组合，并不能考虑可变性对最终入院患者人数的影响。Min 和 Yih（2010）讨论了一个产能有限时考虑患者优先级的择期患者手术调度问题，患者的优先级由疾病、疼痛、功能障碍和残疾等三项临床标准的数值加权求和得到。该研究制定了随机动态规划模型来解决这个问题，通过对该模型进行结构分析以理解最优调度策略的性质。在结构分析的基础上，将可行性的界限融入值迭代算法。数值算例表明考虑患者优先级的结果明显优于忽略患者优先次序的调度安排。Gocgun 等（2011）将一个有限 MDP 模型应用于多类别患者的调度，使用真实医院数据来模拟患者到达模式，并将净资源收入纳入其目标函数。Azadeh 等（2014）的研究则聚焦于优先权规则下急诊患者的调度问题，其中优先权由诊断分诊决定。该研究目标是最小化患者的总等待时间，同时考虑患者的病情危重程度。该研究用一个柔性开放调度问题和一个混合整数规划模型描述该问题，并采用遗传算法求解。Wang 等（2010）根据疾病状态将患者划分为不同的优先级，以最大化患者满意度为目标，且在满足相关患者、手术室和医务人员的三维参数约束的条件下建立优化模型。该研究为解决手术调度问题提出了一种基于二维 0－1 编码的遗传算法，并使用真实医院数据对算法的效率和性能进行验证。但是该研究并没有考虑急诊患者的到达及其调度问题。

综上所述，医疗服务产能在多类型患者间进行分配和调度的问题已经受到学界关注，其中病例组合优化作为医院战略管理的工具，可以对医院的运营层面给予一定的指导，相关理论模型更多地结合现实不确定因素，在国外的医院应用较多。国内的相关研究尚处于起步阶段，缺乏一定的实践论证。

2.3　研究评述

我们从上述文献研究现状中可以得到以下结论。

（1）研究对象方面，从单一类型患者细化到多类型患者。大部分现有文献较少考虑不同类型、不同优先级患者的入院策略，且已有的大多数考虑不同患者类型和不同优先级的研究，主要是从入院的渠道把患者类型简单地分为择期患者和急诊患者两类。但是基于我国的现实情况，由于择期患者占较大比例，还需要考虑择期患者的疾病严重程度和其他因素将择期患者细分为不同类型。虽有部分文献对入院后的患者进行分类，但鲜少有文献针对入院前环节对等候入院的患者进行科学的划分。因此，从本书的研究对象来看，其区别于传统的优先级患者类型（门诊患者、住院患者和急诊患者），是从资源消耗和疾病严重程度来对患者进行入院优先级划分的。

（2）研究内容方面，首先，随着患者入院需求的不断增加，病床的供给矛盾也越来越突出，在患者入院需求不断增加且服务产能不变的背景下，考虑多种优先级队列下的患者入院管理问题是未来的趋势之一。其次，国外探讨患者入院调度的文献比较丰富，但是大多数关于单体医院的患者入院管理的研究仅考虑单一的医疗资源。由于患者入院通常受多资源约束（病床、护士、检查等），且不同患者对资源需求（健康状态、资源类型、资源消耗水平）具有异质性，安排患者入院时若只考虑单一资源可及性，可能会出现由于其他资源的不足造成患者延迟治疗等负面影响。当前的研究中，以我国大型综合医院为背景，在战术层面上对不同类型患者的入院合理规划的研究还较少。随着研究问题的不断深入，越来越多的理论模型从静态转向动态，开始更多地结合现实问题，如考虑不确定因素、急诊患者到达的不确定性、择期患者住院时长的不确定性等，使模型更为复杂。患者调度问题从生产计划与控制的框架来说，属于日常的运营层面的问题，合理的患者入院策略离不开战术层面的患者入院计划管理和入院调度策略。因此，本书考虑在医院面对更加细化的不同优先级患者群体和多种医疗资源有效利用的情况下，如何通过病例组合优化对患者入院进行合理的规划这一战术层面问题，并进一步关注急诊患者随机到达情景下，急诊患者与择期患者的病床产能分配问题。

（3）研究方法方面，本书遵循提出问题、分析问题、解决问题的逻辑，综合运用机器学习、数学规划及仿真方法，对大型医院的入院需求进行深度剖析，细分择期患者的入院优先级。多数文献使用基于整数规划和建模仿真的方法来研究患者的入院调度问题，但是随着研究问题的逐步深入，模型的复杂度越来越高，对模型求解方法也提出了更高的要求。本书旨在将生产调度领域的启发式算法引入医院运营的具体问题中，同时通过建立仿真模型比较不同入院调度策略的效果，结合我国医院病床管理的实际情况，建立合适的模型，探索高效的算法，在提升医疗资源利用率方面进行积极探索。

2.4 本章小结

本章从本书所要研究的理论与实际问题入手，从患者入院需求分类、医疗服务中的病例组合优化研究、患者入院调度优化三个方面，分别开展文献综述工作。国内的患者需求分类和需求的再分配相关优化研究尚处于起步阶段，在我国大型综合医院的背景下将数据分析与运筹学等理论方法相结合的文献更是屈指可数。通过梳理现有文献，剖析当前文献的研究空白点和不足之处，进而提出本书的研究问题。本书以我国大型公立综合医院的实际运作情况为背景，考虑多类型患者和引入不确定环境因素的情况，应用工业工程相关理论方法建立符合我国国情的患者入院计划模型和入院调度仿真模型，以期在理论与应用层面进一步丰富和拓展我国患者入院需求管理与产能匹配相关研究的内容和成果。

第 3 章

择期患者入院优先级决策研究

本章以 H 医院入院服务中心的实际运作管理情况为背景，结合实际调研，并对从入院服务中心医院信息管理系统中提取的患者入院登记数据进行分析，探讨择期患者入院管理的现状、存在的问题以及对该问题进行研究的意义，按照“现实问题概括—研究问题提炼—科学问题分析”这一框架进行讨论。本章对等候序列上的择期患者进行入院优先级分析决策，得到的结果不仅解决了大型综合医院的实际问题，而且为后续的理论研究提供了患者分类的依据，为数学模型研究提供了参数支持。

3.1　患者入院优先级问题概述——以 H 医院为例

本节以 H 医院作为案例分析医院，先对患者入院的总体流程进行简要介绍，再重点对入院服务中心在患者入院中的作用进行详细阐述，指出入院患者分类和优先级管理问题。通过对我国大型综合医院患者入院环节的现状进行了解，分析患者入院管理问题，进而提炼出科学的病床运作管理问题，为后续章节的研究提供现实依据。

3.1.1　H 医院入院服务中心的问题

H 医院是我国业务量最大的公立医院之一，同时也是我国西部地区疑难危急重症诊疗的国家级中心，有 21 个省级医疗质控中心、44 个临床科室、9 个医技科室；设专科、专病门诊 200 余种，最高日门急诊量 20000 余人次。本书以 H 医院为研究案例，对开展大型综合医院的患者入院管理研究具有一定的代表性和推广价值。

近年来，随着个人健康管理的意识不断增强，医疗服务需求，尤其是大型综合医院的住院患者的需求，以较快的速度增长，导致大型综合医院病床供需矛盾突出。以 H 医院为例，其床位资源仅仅能满足门诊就诊患者 70% 的住院需求。不仅如此，尚有 20% ~40% 的常见病患者、疾病疑难复杂程度较低的患者占用了大型综合医院的优质医疗资源，在某种程度上，致使应当承担疑难复杂疾病诊疗任务的优质医疗资源被迫出现了相对浪费。

为了缓解患者需求与优质医疗资源不匹配的矛盾，H 医院借鉴了欧美国家的病床集中管理模式，于 2011 年成立了入院服务中心。入院服务中心成立后，一方面，通过集中统一管理全院患者入院、转科，达到方便广大住院患者科学合理使用全院病床资源的目的；另一方面，建立优先级分层入院管理模式，在入院管理中以病种类型、疾病疑难复杂程度、需求来源类型、患者的社会学因素等为排序依据，建立入院优先级决策规则，进一步提升医院的资源利用效率，实现医疗资源与患者的疾病治疗需求相匹配。

在患者的整个入院流程中，入院服务中心发挥了非常重要的衔接作用。对入院服务中心的择期患者入院流程进行梳理，如图 3 - 1 所示。患者入院流程可以细分为以下三个阶段。

（1）门诊服务。择期患者需要先在门诊就诊，门诊医生根据其病情严重程度开具入院证。入院证是患者住院的重要证明。如果医生认为患者无须住院或患者本人没有住院的意愿，医生便不会开具入院证，患者在门诊看诊后就可离开医院。

（2）入院服务中心。

1）登记。当患者获得入院证后，就可以前往入院服务中心完成入院前的登记工作，并填写一些信息（如人口统计学信息、疾病信息、医保类

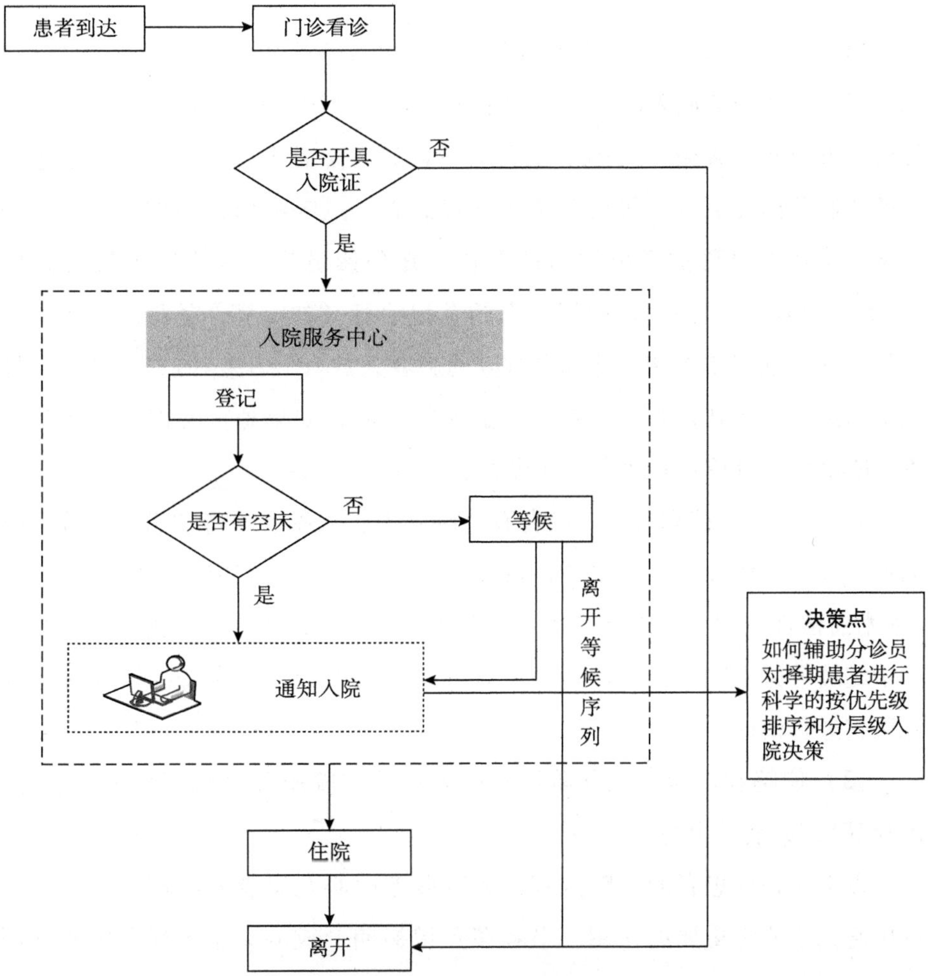

图 3－1　择期患者的入院流程

型等)。如果患者不想立即住院，也可以放弃入院证并直接离开医院。登记后，患者正式进入等候名单序列，此时患者在系统中是按照其登记日期排序的，大部分医院遵循先来先服务原则。但是对于大型综合医院来说，为了使其收治的患者是符合其定位的危急重症患者，H 医院在患者入院前会对患者进行简单的筛查，即根据 H 医院制定的入院优先级标准进行收治。

2）选择和通知。入院服务中心的择期患者分诊员负责筛查等候名单中的患者，并通知他们入院。由于H医院属于大型综合公立医院，每天院外等候患者很多，病床资源远不能满足患者的入院需求，因此，入院服务中心的专职分诊员负责从等候名单中选择患者。以呼吸内科为例，排序过程如下：①呼吸内科护理单位的护士长告知分诊员第二天出院的患者人数（如5名患者）；②分诊员根据患者的登记信息（如疾病严重程度、病种类型等）从等候名单中初步筛选出对应的患者人数（5名患者）；③分诊员打电话给患者询问其是否可以在约定的时间入院，如果患者不能按时入院或不接听电话，分诊员将致电其他患者。

3）入院、等待和离开。患者有三种状态：入院、等待和离开。接到电话通知并同意住院的入院患者，可以到入院服务中心完成入院的其他手续（如术前检查、CT扫描等），之后被安排到病房。有部分患者仍然在等候名单中继续等待入院，在等待期间，有些患者可能会根据自身的情况转到其他医院进行治疗。

（3）住院和出院。在此阶段，患者接受住院服务（包括检查、手术、治疗等），康复后出院。

以上是择期患者的入院流程，入院服务中心在患者入院环节的决策过程中起到了非常重要的作用。患者在登记初期形成的原始序列是按照登记时间的先后产生的，入院服务中心的入院优先级决策实际上是将患者登记时间的先后顺序通过一定的规则转换成按照入院优先级顺序的等候序列。因此，在现实中围绕这一功能产生了一个重要问题：在病床产能有限的情况下，如何从入院等候序列中筛选并决策出最需要入院的患者入院，使优质医疗资源不被浪费？本章接下来将对择期患者的入院优先级决策问题进行详细阐述。

3.1.2　择期患者优先级决策问题的提出

以H医院为代表的大型综合医院面临一个严峻的现实问题：等候序列中的择期患者在疾病严重程度、病种复杂程度、等候敏感程度等方面具有异质性，面对有限的病床产能和等候患者的异质性差异，应如何使入院等候序列中的择期患者实现按照优先级分层级入院？

面对远超过供给能力的择期等候患者数量，H医院依靠分诊员对等候入院的患者进行分类和排序，他们的工作类似于急诊科的分诊员，即通过入院服务中心后台收集的数据，对入院患者进行排序，并全面评估出最需要接受住院治疗的患者。但是对患者进行分类和排序是一件非常复杂的事情，很难通过仅使用一些简单的入院规则来完成此项工作，因为简单的入院规则无法涵盖所有的实际情况。而且一些入院规则含混不清，甚至还有相互排斥的，不能形成科学的排序规则。单纯地依靠人工筛选往往存在以下局限性。

第一，分诊员的决策过程很容易受到外部环境的影响。例如，一些患者可以跳过筛选过程直接入院，从而破坏医疗资源使用的公平性。

第二，分诊员的决策依赖于自身的判断或经验，依赖经验知识可能会导致有偏见的结果。例如，不同的分诊员在面对同一类型的患者时可能会有不同的决策结果。同一个分诊员在不同时间面对同一类型的患者时，也可能产生不同的结果，这可能导致决策中的非客观性，从而影响患者的满意度。

第三，分诊员难以动态地、实时地处理患者需求。患者登记的信息可能是实时动态变化的，但分诊员只在特定时间查看系统，因此无法掌握整体情况。一些看似重要的变量可能不会被考虑，这可能导致错过那些最需要住院治疗的患者。这不利于更合理地安排医疗资源。

综上所述，本研究发现择期患者入院之前的关键步骤是由入院服务中心的分诊员对患者入院需求进行科学决策。但是人工筛选往往具有易受外界干扰、主观性强和实时性差等缺点。因此，本研究希望以科学手段为工具替代原有的手工模式，以提升决策效率，从而确保优先级决策相对的合理性。本研究通过文献分析发现针对这类候选人选择问题，可以分别从数据驱动和多准则决策方法两个角度进行研究，本章的研究思路如图 3-2 所示。通过文献总结和现场调研，本研究发现患者入院优先级决策可以提炼出以下两个科学问题。

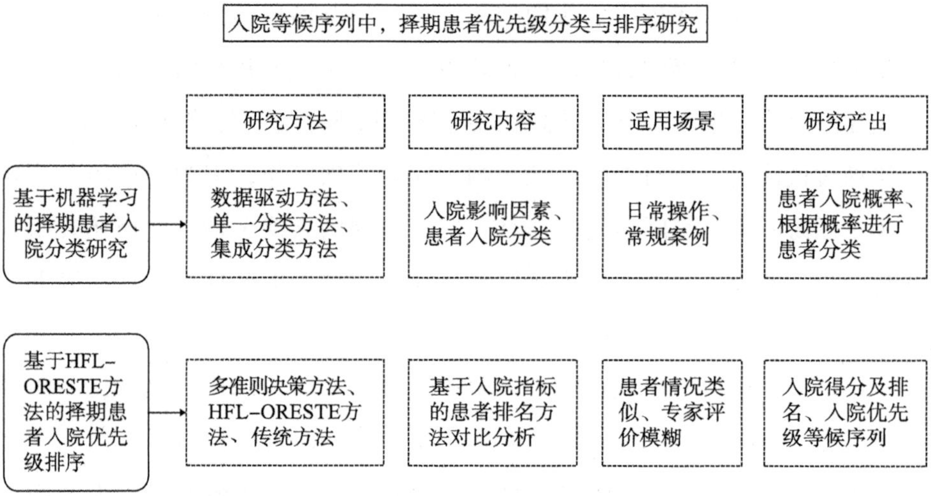

图 3-2　第 3 章研究思路及结构

（1）基于数据驱动的患者分类研究。以数据驱动的方法为研究视角，基于入院服务中心后台产生的历史数据，运用机器学习方法构建分类模型，对等候入院的择期患者进行科学分类。该研究主要用于辅助分诊员进行患者入院决策，通过现代化信息手段，将以往的人工决策过程改进为机器分类，适用于较为常规的日常分类操作（对应第 3.2 节内容）。

（2）基于多准则决策方法的患者优先级排序研究。从多准则决策方法出发，通过入院评价指标体系和专家评价，对择期患者进行科学的排序。

该研究主要适用于以下场景：当机器学习算法给出的患者排序仍无法让分诊员做出较为满意的入院决策时，尤其是当患者的个人情况较为类似时，需要通过专家和入院指标来做出更加详细的判断，可以通过多准则决策方法进一步确定患者的排序（对应第3.3节内容）。

本章的研究目的是通过对入院等候序列上的患者进行分类或排序，以辅助分诊员做出更好的入院决策，提高优质医疗资源的利用率，从而缓解大型综合医院医疗资源供求失衡问题。同时，本研究也响应了国家分级诊疗政策的要求，通过在入院管理中实现危急重症患者优先入院、常见病与慢性病患者分流到基层医院，从而促进分级诊疗政策在住院层面得以落地。本研究后续章节的模型构建均以本章所得到的入院优先级序列作为参考依据。需要说明的是，从入院渠道可以将患者分为门诊患者和急诊患者。急诊患者的入院优先级一般高于门诊患者。门诊患者又可称为择期患者，这类患者由于危急程度低于急诊患者，因此可以择期入院，通常在入院服务中心登记后进入入院等候序列，等待医院通知入院。本研究以择期患者作为研究对象的原因在于：①从择期患者和急诊患者占比来看，国内择期患者占比远高于急诊患者占比。②国内外已有针对急诊的较为成熟、规范的分诊流程，而择期患者作为大型综合医院主要的入院患者来源，现阶段却缺少针对择期患者的分诊研究。因此，不论是基于现实需求还是理论研究的角度，本研究选取择期患者作为研究对象均具有一定的理论和现实意义。

3.2　基于机器学习的择期患者入院分类研究

《2023年我国卫生健康事业发展统计公报》数据显示，基层医疗卫生机构的诊疗人次数，从2022年的42.7亿人次增加到2023年的49.4亿人次；

基层医疗卫生机构的入院人次数，从 2022 年的 3619. 1 万人次增加到 2023 年的 4545. 1 万人次；三级医院的诊疗人次数，从 2022 年的 22. 3 亿人次增加到 2023 年的 26. 3 亿人次，三级医院的入院人次数，从 2022 年的 11634. 5 万人次增加到 2023 年的 14833. 6 万人次。这表明基层医疗卫生机构的服务能力得到了提升，更多的患者选择在基层医疗卫生机构就诊，三级医院的服务需求也在持续增长。尽管基层医疗卫生机构的服务量有所增加，但三级医院门诊和入院人次数的增长意味着优质医疗资源仍然集中在三级医院，这加剧了供需矛盾。当大型综合医院病床资源不能满足住院患者需求时，一种可行的解决方案是优先考虑更需要住院的患者需求。这不仅体现了医疗资源分配的公平性，而且在一定程度上减少了优质资源的浪费，提高了医疗资源的利用率。

基于以上背景，本研究从数据驱动的角度出发，为了将综合医院分诊员的入院决策过程从简单的经验转变为科学合理的决策，以 H 医院的呼吸内科为例，利用机器学习方法建立分类模型，以期成为辅助相关人员对患者进行分类的重要工具，进而对分诊员的决策提出建议，以提高其决策效率。

3. 2. 1 患者入院分类思路及步骤

在进行具体的实证分析之前，先简要介绍本研究所使用的机器学习方法的基本知识，然后再结合实际情况描述本研究的分类思路和步骤，以方便后续的建模。

本研究机器学习的方法主要涉及监督学习的内容。当数据集已知数据的分类结果时，可以采用监督学习的方式建立预测模型，通过学习数据中已知的特征和分类结果之间的联系，对未知的数据进行预测。监督学习主要应用于分类预测和回归预测。分类预测是指要预测所研究的对象属于哪个目标类别，例如本研究中将入院服务中心登记的患者划分为入院和未入院两种类型之后，则可以对入院患者和未入院患者进行预测。回归预测是指对连续值进行预测，例如在医疗领域中，住院时长和住院费用均属于连续性的数值变量，因此可以对它们进行回归预测。

二分类是指样本集中的所有分类和预测的变量有两个标签：是或不是，对应数值为 1 或 0。在本研究的数据集中，患者类型标签只有“入院”和“未入院”两类，因此，本研究的范畴属于监督学习的二分类问题。当前医院的实际情况是，当面对患者信息时，相关人员通过既往经验对患者进行分类，整体效率较低。本章希望采用机器学习的方法建立入院患者分类预测模型，实质上就是把包含“入院”和“未入院”的数据集通过分类器进行模拟训练。当有新患者到达时，基于机器学习的分类模型可以根据学习到的规则对患者入院结果做出预测，相关人员可以结合既往经验和机器学习的结果得到改进的患者分类结果，具体思路如图 3－3 所示。

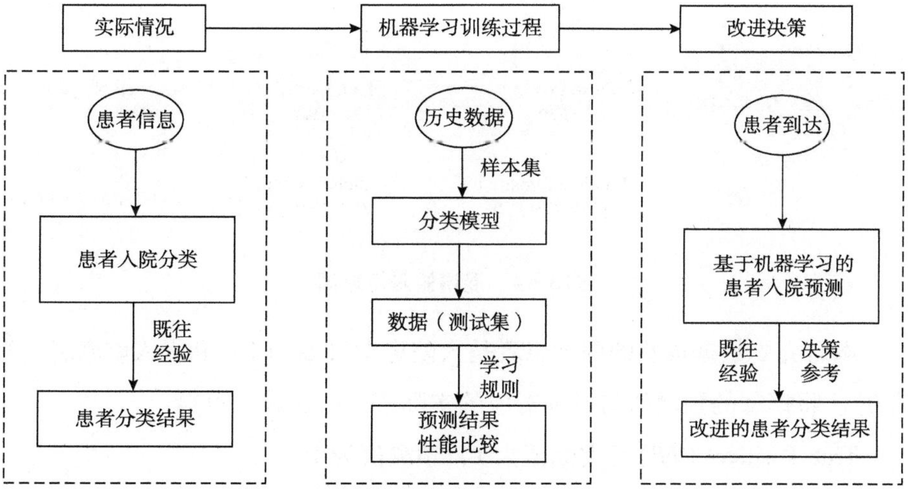

图 3－3　患者入院分类的机器学习思路

本章的机器学习训练过程主要包含以下三步。

（1）对历史数据进行预处理，使数据可以被计算机识别。

（2）确定分类模型并进行模型训练。通常把数据集划分为训练集、验证集、测试集。训练集用于构建模型；验证集用于调整模型参数，不同的参数会使模型产生不同的结果，本章需要调整参数以选择最佳模型；通过训练集和验证集获得最佳模型后，测试集用于模型预测和模型性能评估。

（3）在测试集上执行分类算法生成预测结果，根据预测结果计算必要的评估指标，评估分类算法的性能。本章通过以下四个主要指标来评估模型的性能：*AUC* 值、灵敏度（*SEN*）、特异度（*SPE*）、准确度（*ACC*）。这些指标都是基于混淆矩阵计算得出的，具体内容如图 3－4 所示。

		预测值		
		1(入院)	0（未入院）	合计
实际值	1(入院)	True Positive (*TP*)	False Negative (*FN*)	Actual Positive (*AP=TP+FN*)
	0(未入院)	False Positive (*FP*)	True Negative (*TN*)	Actual Negative (*AN=FP+TN*)
	合计	Predicted Positive (*PP=TP+FP*)	Predicted Negative (*PN=FN+TN*)	*N=TP+FN+FP+TN*

图 3－4　混淆矩阵示意图

本研究中数据标签的两类患者是入院患者（赋值 1）和未入院患者（赋值 0）。将模型的预测值与样本对应的实际值进行比较，可得：

True Positive（*TP*）：实际值为 1，预测值为 1。

False Negative（*FN*）：实际值为 1，预测值为 0。

False Positive（*FP*）：实际值为 0，预测值为 1。

True Negative（*TN*）：实际值为 0，预测值为 0。

此外，根据混淆矩阵还可以计算得到其他五个值：预测的正类数，$PP = TP + FP$；预测的负类数，$PN = FN + TN$；实际的正类数，$AP = TP + FN$；实际的负类数，$AN = FP + TN$；总样品数，$N = TP + FN + FP + TN$。因此，可以计算如下性能指标：

$SEN = TP/(TP + FN)$，表示正确识别入院患者的可能性。

$SPE = TN/(TN + FP)$，表示正确识别未入院患者的可能性。

$ACC = (TP + TN)/(TP + FN + FP + TN)$，表示正确识别入院患者和未入院患者的可能性。

对于二分类预测模型的性能，通常通过 *ROC* 曲线下面积，即 *AUC*（Area under Receiver Operating Characteristic Curve）这一指标来度量。其中 *ROC* 曲线是描绘在各种阈值设置下的检测率与误报率的关系曲线。*AUC* 是在 2011 年由 Manel 等统计学家提出的用于评价二分类的客观指标，它本质上是灵敏度和特异度在不同阈值下组成的综合指标。若 *AUC* 值大于 0.7，则视为具有较好的分类性能。

在测试集上取得了较好的预测效果后，就可以将分类模型运用到实际中去。本章所研究的问题属于监督学习中的分类问题，所构建的模型属于监督学习中的分类模型。具体建模和实现过程将在后文进行详细介绍。基于机器学习的患者入院分类研究，将分别从数据预处理、模型选择与构建、模型结果与分析三个方面展开。

3.2.2　数据预处理

本研究的数据选取 H 医院入院服务中心呼吸内科 2014 年 1 月 1 日至 2016 年 12 月 31 日的数据，以呼吸内科为例，对择期患者进行入院分类研究。本章所使用的信息是呼吸内科择期患者在入院前产生的数据字段，将其分为三大类：描述性信息、登记信息、疾病信息，具体见表 3－1。

表 3-1　变量及其描述

变量类别	变量名称	描述
描述性信息	性别	患者性别
	年龄	患者年龄
	归属地	患者所在区域
	医保类型	患者医疗保险类型
登记信息	登记季度	登记入院所属季度
	登记月份	登记入院所属月份
	登记星期几	患者在入院服务中心登记时是星期几
	登记时间	患者在入院服务中心登记时的时间（上午或下午）
	登记间隔时间	开具入院证与到入院服务中心登记的时间间隔
	门诊医生	给患者开具入院证的门诊医生
	是否有备注	医生在门诊环节是否有备注信息
疾病信息	疾病类型	呼吸内科的疾病种类
	疾病诊断条目个数	患者门诊诊断的疾病个数
	疾病优先级别	对疾病收治的危急重症等的参考级别

数据预处理是提高原始数据质量的核心步骤。以下是本研究对数据进行的预处理工作。

（1）异常值和空白值。本研究主要是对择期患者进行分类，因此先对患者来源进行筛选，剔除 8607 个急诊样本后，共有 19657 个样本；再剔除温江、锦江等分院的 4188 个样本，仅保留本院样本，剔除后剩余 15469 个样本；有 24 位患者没有门诊诊断信息，将其剔除。最终剩余 15445 个样本。

（2）数据字段处理。

1）描述性信息。对变量分别赋值，如性别变量，男和女分别赋值 1 和 2；年龄变量，由于呼吸内科以中老年患者居多，本研究通过数据分析，以 22 岁、43 岁、64 岁、85 岁作为临界点，将年龄划分为五类，分别赋值 1、2、3、4、5；归属地变量，分为本市、省内（除本市）、省外，分别赋值 1、2、3；医保类型变量，分为有医保、无医保、其他，分别赋值 1、2、3。

2）登记信息。季度、月份和星期分别赋值相应数，如第一季度赋值1，1月赋值1，星期一赋值1，其他以此类推。登记时间划分为两个时间段：上午（00：00—11：59）和下午（12：00—23：59），分别赋值1和2。医生会根据患者的情况，在备注栏填写相应信息，以方便后台工作人员查看，如该患者需要进行某种手术，医生则会进行备注，因此，该变量划分为有备注和无备注，分别赋值1和2。根据患者在入院服务中心登记的时间与开具入院证的时间间隔，可得到登记间隔时间，该变量是连续型变量，由于登记间隔时间的标准无法确定，作者在听取医护人员建议后，没有将该字段进行离散化处理。将开具入院证的医生按照其开具入院证的数量划分为五类，分别赋值1、2、3、4、5。

3）疾病信息。呼吸内科的医生和入院服务中心管理人员根据门诊诊断将呼吸内科的入院患者分为六个亚组：类型1，肺部感染、肺炎等相关疾病；类型2，AECOPD和COPD患者；类型3，胸腔积液、气胸等相关疾病；类型4，肺癌等诊断明确的疾病；类型5，有待进一步确诊的疾病，如肺占位、咯血待诊等疾病；类型6，其他呼吸系统疾病，如肺心病、肺血管疾病等，分别赋值1、2、3、4、5、6。疾病诊断条目数是经过统计计算得到的每位患者在门诊诊断中出现的疾病个数，划分为四类：只包含一种疾病的记录，赋值1；包含两种疾病的记录，赋值2；包含三种疾病的记录，赋值3；包含四种及以上疾病的记录，赋值4。从患者收治层面将疾病优先级别划分为四级：等级1，危急重症，如大咯血、重症哮喘、急性肺栓塞、气胸、肺纤维化伴严重低氧血症等；等级2，转科病种，如肺癌等恶性肿瘤、肺部肿块或胸腔积液等需要做胸腔镜进一步明确诊断的疾病；等级3，院外治疗效果差的慢性病，按医生开具的入院证登记顺序依次收入（同时考虑外地患者优先）；等级4，呼吸内科的普通病种，分别赋值1、2、3、4。对于本研究的因变量，最终入院的患者赋值1，未入院的患者赋值0。各变量的具体赋值情况见表3-2，各变量的统计数据见附表 1。

表 3－2　各变量的赋值

变量名称	赋值
性别	1＝男，2＝女
年龄	1＝22 岁及以下，2＝22～43 岁（含），3＝43～64 岁（含），4＝64～85 岁（含），5＝85 岁以上
归属地	1＝本市，2＝省内（除本市），3＝省外
医保类型	1＝有医保，2＝无医保，3＝其他
登记季度	1＝第一季度，2＝第二季度，3＝第三季度，4＝第四季度
登记月份	1＝1 月，2＝2 月，3＝3 月，4＝4 月，5＝5 月，6＝6 月，7＝7 月，8＝8 月，9＝9 月，10＝10 月，11＝11 月，12＝12 月
登记星期几	1＝星期一，2＝星期二，3＝星期三，4＝星期四，5＝星期五，6＝星期六，7＝星期日
登记时间	1＝上午（00：00—11：59），2＝下午（12：00—23：59）
登记间隔时间	连续值
门诊医生	1＝1100 张以上，2＝1100（含）～800 张，3＝800（含）～500 张，4＝500（含）～200 张，5＝200 张及以下
是否有备注	1＝有备注，2＝无备注
疾病类型	1＝类型 1，2＝类型 2，3＝类型 3，4＝类型 4，5＝类型 5，6＝类型 6
疾病诊断条目个数	1＝1 个，2＝2 个，3＝3 个，4＝4 个及以上
疾病优先级别	1＝等级 1，2＝等级 2，3＝等级 3，4＝等级 4

本研究采用十倍交叉验证用于验证分类器的性能。原始数据集被随机分为 10 个大小相同的数据子集，其中 1 个用作验证集，另外 9 个用作训练集。重复此过程 10 次，每个子集仅使用一次进行验证。此过程结束后，计算 10 个生成结果的平均值，即得出单个估计值。此方法可以帮助分类模型避免出现过度拟合的情况，使结果更准确。

3.2.3　模型选择与构建

最小绝对值收缩与选择算子（Least Absolute Shrinkage and Selection Operator，LASSO）回归、随机森林（Random Forest，RF）、梯度提升决策树（Gradient Boosting Decision Tree，GBDT）和极限梯度提升（Extreme Gradient Boosting，XGBoost）是机器学习领域中较为广泛使用的用于解决分类问题的算法，并取得了良好的应用效果。

LASSO 模型被用作本章的基准模型，它在模型筛选方面具有较大的优势，分类效果较好，并且训练速度较快。RF 和 GBDT 由许多树（也称为基础学习器）组成，最终结果由多棵树共同投票决定。它们的区别在于，RF 通过减少方差来提高性能，而 GBDT 通过减少残留误差来提高性能。例如，在本章的研究中，假设随机生成 100 棵树，每棵树都将判断样本的类别。如果大多数树认为样本属于类别 1，模型的结果为类别 1。XGBoost 在 GBDT 的基础上进行了改进，实际上是一种梯度提升算法。其具有以下优点：处理缺失值，避免过度拟合，并且在机器学习的竞赛中获得了较好的结果。因此，本研究使用了以上四种分类算法进行预测，再通过模型融合，基于加权平均方法得到一个集成模型。通过对多个单一模型进行融合以提升整体性能的方法称为模型融合。模型融合的方法较多，本章主要采用 Averaging 方法，即把所有预测模型的结果进行平均。具体来说，对于分类问题，就是直接对模型的预测概率进行加权平均，其计算公式如下：

$$\sum_{i=1}^{n} W_i P_i$$

其中，n 表示模型的个数；W_i 表示模型 i 的权重；P_i 表示模型 i 的预测概率值。例如，有两个分类器，XGBoost（权重为 0.4）和 GBDT（权重为 0.6），它们对某位患者的预测入院概率分别为 0.75 和 0.5，那么最终的预测概率为 0.6。

以下主要对建模参数选择进行简要介绍。本章模型使用的是 Python 的 sklearn 软件包，通过调用相应算法进行预测。

（1）LASSO 分类模型。预测模型以概率作为输出结果，需要设定一个阈值 P'，以该阈值作为划分正负样本的临界值：当模型预测的患者入院概率 P 大于 P' 时，认为该样本为正样本，否则为负样本，并据此根据混淆矩阵的原理计算准确度、特异度和二分类结果。本章的阈值设置为 0.5，即模型输出概率大于该阈值则为正样本，反之为负样本。

（2）对于 RF、GBDT 和 XGBoost，使用了随机森林分类器、梯度提升分类器和 AdaBoost 分类器。对于 RF，通过调整参数，最终设定树的数量为 400，最大深度为 30。GBDT 预测模型的参数调整也做类似处理。对于 XGBoost，选择处理二分类问题的逻辑回归作为最小化的损失函数类型，下降值和学习率参数分别设定为 0.3 和 0.1，以保障算法更快地收敛。

（3）对于融合模型，主要需要确定的是每个模型的权重，本章根据模型的预测性能设定权重，*AUC* 值越高的模型权重越大，最终设定四个模型的权重分别是 0.1、0.1、0.2 和 0.6。

3.2.4 模型结果与分析

在对数据进行预处理以及选择几种代表性分类器来构建机器学习模型之后，模型对数据进行分析以完成对入院患者的分类，并通过性能指标来评估算法的有效性，最后基于最佳分类算法给出入院因素排名，从而对入院影响因素进行分析。

1. 模型预测性能对比

依次对比四个模型的灵敏度、特异度、准确度和 *AUC* 值，如图 3－5～图 3－8 所示。由图 3－5 可知，四个模型的灵敏度表现俱佳，灵敏度排名依次是 LASSO（0.964）、RF（0.959）、GBDT（0.943）、XGBoost（0.935）。

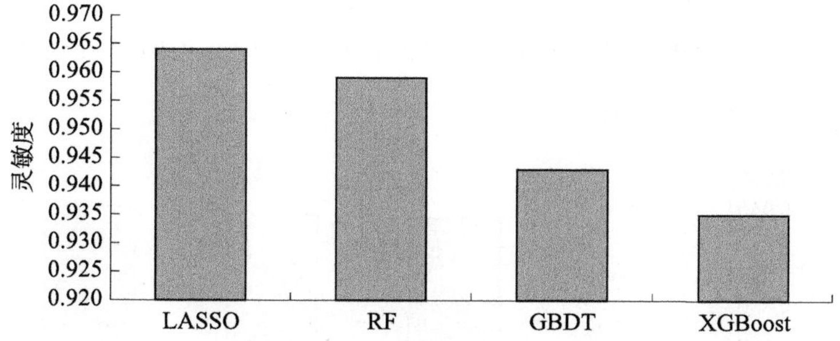

图 3－5　不同模型的灵敏度对比

由图 3－6 可知，四个模型的特异度排名依次是 XGBoost（0.793）、GBDT（0.773）、RF（0.750）、LASSO（0.698）。

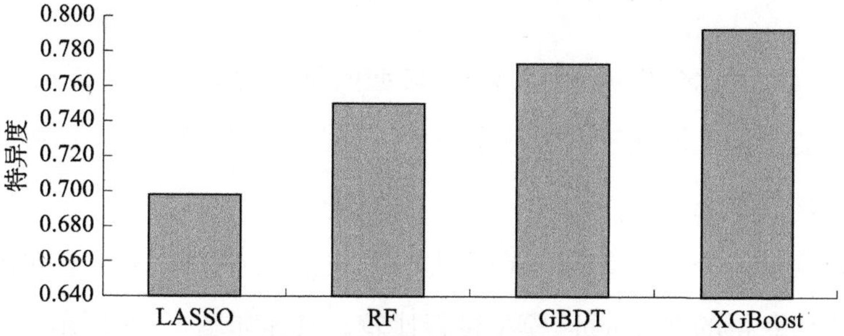

图 3－6　不同模型的特异度对比

由图 3－7 可知，四个模型的准确度均在 0.8 以上，准确度排名依次是 XGBoost（0.881）、RF（0.880）、GBDT（0.879）、LASSO（0.864）。

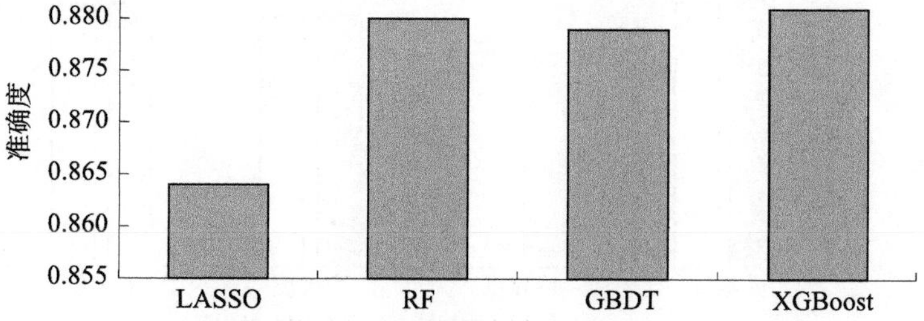

图 3－7　不同模型的准确度对比

由图 3 - 8 可知，四个模型的 *AUC* 值均在 0. 8 以上，说明模型的分类性能较好。*AUC* 值排名依次是 XGBoost（0. 942）、GBDT（0. 937）、RF（0. 935）、LASSO（0. 842）。

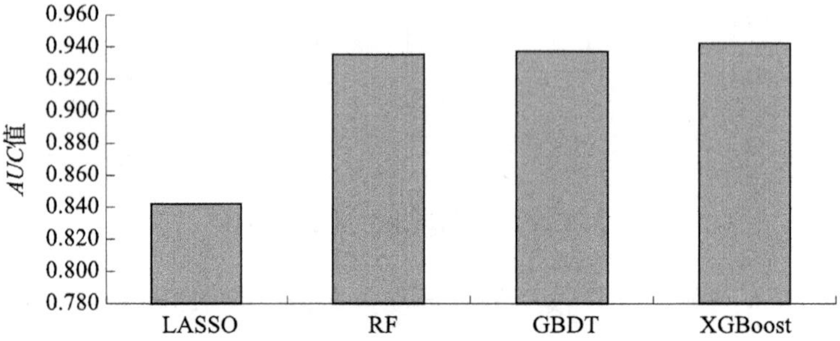

图 3 - 8　不同模型的 *AUC* 值对比

通过以上对比分析可知：LASSO 模型的灵敏度最佳，XGBoost 模型在其他三个性能指标上均优于其他三个模型。因此，本研究认为 XGBoost 模型具有最佳的预测性能。

在得到最佳分类器 XGBoost 模型之后，进一步将 XGBoost 模型与基于加权平均方法获得的 Ensemble 模型进行比较，具体如图 3 - 9 所示。融合模型 Ensemble 模型除了在特异度上略有劣势（二者仅相差 0. 04），其余指标均略优于 XGBoost 模型。这说明融合模型在前四个模型的基础上，性能得到了进一步提升，本章提出的融合模型具有一定的有效性。

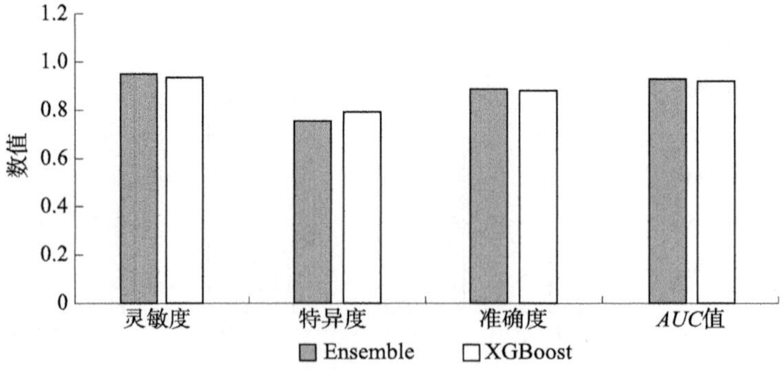

图 3 - 9　XGBoost 模型和 Ensemble 模型的性能比较

2. 入院影响因素分析

通过前文分析已知XGBoost模型表现最佳，可将其作为本研究的最佳分类器，并且XGBoost模型可以通过基尼指数对预测变量的重要性进行评分，因此，可通过XGBoost分类器对变量进行排序，从而进一步分析入院影响因素，具体如图3-10所示。XGBoost模型通过对变量计算基尼指数值，将每个变量对应的基尼指数值进行排序，并进行重要性打分，重要性排序分别是：疾病类型、归属地、登记月份、门诊医生、医保类型、登记星期几、疾病优先级别、登记季度、是否有备注、年龄。

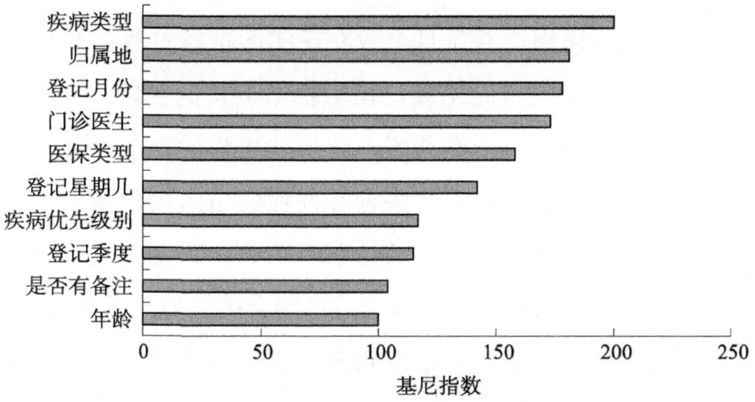

图3-10　XGBoost给出的变量重要性排序

当前H医院每个科室的等候入院患者的入院顺序是基于院内制定的一系列的入院规则，由相关人员根据登记信息进行手动排序。完全依靠人工进行筛选往往存在一定的主观性，并且无法实时动态地把握入院等候序列的变化情况。因此，将这一现实问题抽象为科学问题，本章所研究的问题属于监督学习中的分类问题，基于机器学习方法进行患者分类预测：利用收集的数据构建模型来分析数据并得出结果，借助机器学习自动学习的能力，将机器学习技术应用于患者分类预测，从而辅助医护人员做出更好的患者入院决策。本研究所获得的结论，不仅可以帮助相关人员自动处理一些不太复杂的排序案例，也可以通过发现历史数据挖掘出的影响因素与现有排序规则之间的差异来对医院后续的患者入院决策提出管理建议。

模型的结果可为医院管理者提供参考。模型可以使决策过程和结果免受外界因素和决策者主观性的干扰，并且可以实现动态更新。相关人员可以根据模型得到的概率值对患者进行排序，将优先级较高的患者排在优先级较低的患者之前，从而实现患者入院优先级决策过程的自动化，还可以根据模型输出和每日病床产能做出患者入院决策。本章的研究有助于帮助医院管理者发现分诊员在入院优先级决策过程中的规范性问题及管理缺陷，可及时改善患者入院流程。例如，使用 XGBoost 模型对变量的重要性进行了评分，发现原本认为疾病诊断条目个数在现实的选择过程中是很重要的变量，然而模型认为其在预测优先级过程中相比于其他变量不太重要。经过调研了解到，疾病诊断条目个数并不一定反映疾病的严重程度。癌症患者的疾病严重程度可能高于同时发生多种并发症的患者的严重程度；某些诊断为发热待诊的患者，由于入院前的诊断不明确，需要入院后进行检查才能明确诊断，但是这些患者往往在入院后可能会确诊较严重的疾病。因此，单一地依靠疾病诊断条目个数不足以判断患者疾病的严重程度。通过挖掘历史数据，本章发现实际操作和理想准入规则之间变量重要性的差异，这在一定程度上为医院的管理人员指出了未来改进的方向。

综上所述，将呼吸内科医疗单元的患者在入院服务中心登记时产生的信息用作机器学习数据集，并对数据进行预处理（包括数据清理、数据离散化等），以提高数据质量。将预处理后的变量作为机器学习算法的输入，以了解患者入院优先级决策过程。训练后，将测试集输入分类模型，并且分类模型可以根据学习到的入院规则预测患者的入院概率（输出的形式是概率值），即每位患者都会得到一个概率值，再通过设置阈值最终将患者划分为入院和未入院两个类型。本章的研究表明，机器学习方法可以成功地学习和自动化地实现入院优先级决策过程。本章的研究模型可以成为帮助相关人员对患者进行优先级排序并制定入院决策的有效工具。基于本章的研究模型，后续研究可以进一步开发出自动化决策支持系统，通过输入患者信息即可自动地给出患者优先级排序。

3.3　基于 HFL - ORESTE 方法的择期患者入院优先级排序研究

第 3.2 节主要是从数据驱动的视角对患者进行分类研究，为决策者提供初步的排序。但是其应用场景也存在一定的限制，例如当历史数据缺失或者信息不全时，此时的历史数据不能有效地反映患者的所有信息；又如当部分患者具有非常相似的特征时，此时的机器学习模型给出的分类结果并不能更进一步地给出一个非常有区分度的入院概率，分诊员在面对具有相似特征的患者时，可能很难给出清晰的患者排序。通过文献检索及现实调研发现，等候名单上的患者入院排序可以当作一个多准则决策 MCDM 问题来处理，因此，本节将通过多准则决策方法对患者进行排序。

我们在前文中介绍了 MCDM 方法已经广泛应用于医疗领域，但是当面对较为模糊的信息时，需要引入自然语言，因为其可以有效地描述不确定环境下每位患者的状况。与其他犹豫模糊语言下的多准则决策方法（HFL - MCDM）相比，HFL - ORESTE 方法在评估择期患者的入院优先次序方面具有优势。ORESTE 方法由 Roubens 首次提出，已成功应用于许多领域，如实验化学、核废料管理和创新产品设计选择。但是，传统的 ORESTE 方法无法有效地处理使用自然犹豫模糊语言的 MCDM 问题。之后，Liao 等提出了一种基于犹豫模糊语言的 ORESTE（简称 HFL - ORESTE）方法来有效解决 MCDM 定性问题。HFL - ORESTE 方法由两个阶段组成：推导弱排名和确定 PIR（Preference，Indifference and Incomparability）关系，分别代表偏好、无差异以及不可比性关系。由于无须计算每个指标的明晰权重，信息损失较少，并且与某些客观阈值进行成对比较，其结果是可靠的，因此，该方法非常适用于对情况非常相似的患者进行排序。

综上所述，本节研究的问题是如何对择期入院患者进行排序，即将择期患者作为一系列候选方案，通过引入 MCDM 方法对入院患者进行评估和排序。首先给出 HFL - ORESTE 方法的具体步骤，然后采用一套适合我国现实情况的大型综合医院择期入院患者标准体系，以 H 医院为例，在犹豫模糊语言环境下，使用一种改进的 ORESTE 方法对择期入院患者进行排序。

3.3.1 HFL - ORESTE 方法介绍

本小节首先简要介绍犹豫模糊语言术语集（Hesitant Fuzzy Linguistic Term Set，HFLTS）的概念，然后介绍 HFL - ORESTE 方法的使用步骤。

1. HFLTS 的概念

定义 $x_i \in X$（$i = 1, 2, \cdots, n$），并将 $S = \{s_\alpha \mid \alpha = -\tau, \cdots, -1, 0, 1, \cdots, \tau\}$ 作为一个语言术语集（Linguistic Term Set，LTS）。为了便于评估和表达，Rodríguez 等（2012）提出了无语境语法来生成语言表达，并开发了一些翻译函数，将语言评价转换为犹豫模糊语言要素。一个犹豫模糊语言要素（Hesitant Fuzzy Linguistic Element，HFLE）的数学形式定义如下：

$$\begin{gathered} H_S = \{ < x_i, h_S(x_i) > \mid x_i \in X \} \\ h_S(x_i) = \{ s_{\varphi_l}(x_i) \mid s_{\varphi_l}(x_i) \in S; l = 1, \cdots, L; \\ \varphi_l \in \{ -\tau, \cdots, -1, 0, 1, \cdots, \tau \} \} \end{gathered} \tag{3-1}$$

其中，$h_S(x_i)$ 代表元素 x_i 的可能的程度关系；L 表示 $h_S(x_i)$ 中语言术语的数量；φ_l 是第 l 个语言术语 s_{φ_l} 的下标。H_S 是由若干个犹豫模糊语言要素组成的集合。例如，$S = \{s_{-3} =$ 非常差，$s_{-2} =$ 很差，$s_{-1} =$ 差，$s_0 =$ 一般，$s_1 =$ 好，$s_2 =$ 很好，$s_3 =$ 非常好$\}$ 为一个语言术语集，$H_S^1 = \{s_{-3}, s_{-2}\}$ 和 $H_S^1 = \{s_{-1}, s_0, s_1\}$ 是 S 上的两个 HFLTS。

2. HFL－ORESTE 方法的使用步骤

步骤1：基于所有的犹豫模糊语言 h_S^{ij}（$i=1, 2, \cdots, m$；$j=1, 2, \cdots, n$）来构建初始的犹豫模糊语言决策矩阵 $\boldsymbol{D} = (h_S^{ij})_{m\times n}$。

假设我们邀请专家通过语言表达式对患者和指标的重要性进行评估。我们可以将患者和指标的重要性转换为犹豫模糊语言术语集：$h_S^{ij(q)}$ 和 $h_S^{j(q)}$。然后通过式（3－2）和式（3－3）计算 h_S^{ij} 和 h_S^{j}。其中，h_S^{ij} 是犹豫模糊语言术语集 $h_S^{ij(q)}$ 的联合，h_S^{j}是犹豫模糊语言术语集 $h_S^{j(q)}$ 的联合。之后则可以建立犹豫模糊语言决策矩阵。

$$h_S^{ij} = h_S^{ij(1)} \cup \cdots \cup h_S^{ij(Q)} = \{s_{\varphi_l} \mid s_{\varphi_l} \in h_S^{ij(q)}, q = 1,2,\cdots,Q\} \quad (3-2)$$

$$h_S^{j} = h_S^{j(1)} \cup \cdots \cup h_S^{j(Q)} = \{s_{\varphi_l} \mid s_{\varphi_l} \in h_S^{j(q)}, q = 1,2,\cdots,Q\} \quad (3-3)$$

步骤2：计算全局偏好分数。

（1）通过式（3－4）确定准则 c_j 下的最佳犹豫模糊语言术语集 h_S^{j+}。

$$h_S^{j+} = \begin{cases} \max\limits_{i=1,2,\cdots,m} \{h_S^{ij}\}, & \text{效益指标 } c_j \\ \min\limits_{i=1,2,\cdots,m} \{h_S^{ij}\}, & \text{成本指标 } c_j \end{cases} \quad (3-4)$$

（2）确定最重要的指标 c^+，其权重满足式（3－5）。

$$w^+ = \max_{j=1,2,\cdots,n} w_j = \max_{j=1,2,\cdots,n} \{h_S^j\} \quad (3-5)$$

（3）通过式（3－6）和式（3－7）计算距离 d_j 和 d_{ij}。

$$d_j = d(w_j, w^+) = \sum_{l=1}^{L} \frac{|\varphi_l^j - \varphi_l^+|}{2\tau} \quad (3-6)$$

$$d_{ij} = d(h_S^{ij}, h_S^{j+}) = \sum_{l=1}^{L} \frac{|\varphi_l^{ij} - \varphi_l^{j+}|}{2\tau} \quad (3-7)$$

其中，φ_l^j 是 h_S^j 中第 l 个语言术语 $s_{\varphi_l}^j$的下标，φ_l^+ 是 h_S^j 中第 l 个语言术语 $s_{\varphi_l}^j$的下标；φ_l^{ij}是 h_S^{ij} 中第 l 个语言术语 $s_{\varphi_l}^{ij}$的下标；φ_l^{j+} 是 h_S^{j+} 中第 l 个语言术语 $s_{\varphi_l}^{j+}$ 的下标。

如果两个犹豫模糊语言术语集中的语言术语数量不相等，那么我们应该在长度更短的犹豫模糊语言术语集中添加一些语言术语。为了不失一般性，增加的语言术语 $s_{\bar{\varphi}_l}$ 可以是较短的犹豫模糊语言术语集，即 $h_S = \{s_{\varphi_l} \mid l = 1,2,\cdots,L\}$ 的平均值，其中

$$\bar{\varphi}_l = 0.5\min_l(\varphi_l) + 0.5\max_l(\varphi_l) \tag{3-8}$$

（4）通过式（3－9）计算 $D(a_{ij})$。

$$D(a_{ij}) = d(a_{ij}, a_{ij+}^{+}) = [\xi(d_{ij})^2 + (1-\xi)(d_j)^2]^{1/2} \tag{3-9}$$

步骤3：通过式（3－10）计算平均偏好分数，从而构建患者的弱排序。弱排序规则如下：①若 $D(a_i) < D(a_k)$，则 a_iPa_k；②若 $D(a_i) = D(a_k)$，则 a_iIa_k。这里，a_iPa_k 表示 a_i 和 a_k 的关系是偏好关系（P），a_iIa_k 表示 a_i 和 a_k 的关系是无差异关系（I）。

$$D(a_i) = \frac{1}{n}\sum_{j=1}^{n} D(a_{ij}) \tag{3-10}$$

步骤4：构建 PIR 框架。

（1）在指标 c_j 下，a_i 对于 a_k 的偏好强度可通过式（3－11）求得：

$$T_j(a_i, a_k) = \max\{[D(a_{kj}) - D(a_{ij})], 0\} \tag{3-11}$$

（2）a_i 对于 a_k 的平均偏好强度计算如下：

$$T(a_i, a_k) = \frac{1}{n}\sum_{j=1}^{n} \max\{[D(a_{kj}) - D(a_{ij})], 0\} \tag{3-12}$$

（3）a_i 对于 a_k 的净偏好强度计算如下：

$$\Delta T(a_i, a_k) = T(a_i, a_k) - T(a_k, a_i) \tag{3-13}$$

偏好阈值 μ 和无差异阈值 σ 可以通过式（3－14）和式（3－15）计算：

$$\mu = \delta / n \tag{3-14}$$

$$\begin{cases} \sigma = \dfrac{(n+2)\delta}{2n}, & \text{若 } n \text{ 是奇数} \\ \sigma = \dfrac{\delta}{2}, & \text{若 } n \text{ 是偶数} \end{cases} \tag{3-15}$$

其中，δ 是偏好强度无差异阈值，计算公式为 $\delta = \sqrt{\xi}\dfrac{\varepsilon}{2\tau}$，$\varepsilon$ 是保持无差异关系的两个语言术语之间的最小差异，ε 的值可以根据实际问题来确定。PIR 框架是基于阈值 μ 和 σ 计算得到的，具体的比较规则如下。

1）若 $|T(a_i,a_k)-T(a_k,a_i)|\geqslant\mu$，并且 $\Delta T(a_i,a_k)>0$，则 a_iPa_k。

2）若 $|T(a_i,a_k)-T(a_k,a_i)|\geqslant\mu$，并且 $\Delta T(a_i,a_k)\leqslant 0$，则 a_kPa_i。

3）若 $|T(a_i,a_k)-T(a_k,a_i)|<\mu, T(a_i,a_k)<\sigma$，并且 $T(a_k,a_i)<\sigma$，则 a_iIa_k。

4）若 $|T(a_i,a_k)-T(a_k,a_i)|<\mu$，至少有一个准则不满足 $T(a_i,a_k)<\sigma$，并且 $T(a_k,a_i)<\sigma$，则 a_iRa_k。

步骤 5：基于弱排序和 PIR 框架确定强排序。

HFL－ORESTE 是一种改进的犹豫模糊语言多属性决策（HFL－MCDM）方法，其中准则的权重和患者的属性由犹豫模糊语言术语表示。此外，构建 PIR 框架以区分待评估患者之间的详细关系。在 HFL－ORESTE 方法的 PIR 测试框架中，考虑了大多数现有的 HFL－MCDM 方法被忽略的无可比拟的关系。以上步骤如图 3－11 所示。

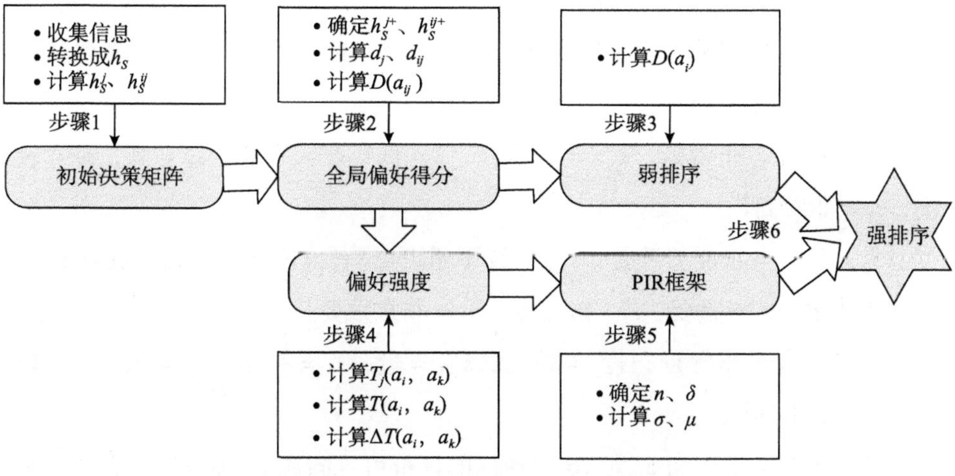

图 3－11　HFL－ORESTE 的计算步骤

3.3.2　运用 HFL－ORESTE 方法对择期患者进行排序

作为一家大型综合公立医院，H 医院每天都有许多等待入院的择期患者。为了帮助入院服务中心的分诊员对患者进行优先级排序，我们把对入院患者进行排序的问题当作一个多准则决策问题来处理，该问题主要由四个主要因素组成：专家组 E、备选集 A、标准集 C 及权重集 W。基于以往的研究成果，已经建立了一套以 H 医院为例的大型综合医院择期患者入院优先级评价指标体系，具体如图 3－12 所示。该体系由 4 个一级指标和 16 个二级指标构成。本节基于该指标体系，将定性指标转换为犹豫模糊语言要素，并应用 HFL－ORESTE 方法对大型综合医院择期患者入院进行优先级排序研究。需要说明的是，本节的主要目的是提供一个在模糊和不确定环境下的患者排序范式，以 H 医院为研究案例，应用 HFL－ORESTE 方法对患者进行排序。不同的医院可以结合自身实际情况构建符合本院特点的择期患者入院优先级评价指标体系，应用本节所提供的范式进行患者排序。

假设 H 医院呼吸内科需要评估 10 位择期手术患者的入院优先级次序。S_1 作为语言术语集用来评估定性指标 $c_j(j=1, 2, \cdots, 15; j\neq 8, 12)$，$S_2$ 作为语言术语集用来评估定性指标 c_8 和 c_{12}，S_3 作为语言术语集用来评估指标 c_{16}。以下是具体表达。

$S_1=\{s_{-3}=$ 非常低，$s_{-2}=$ 较低，$s_{-1}=$ 低，$s_0=$ 一般，$s_1=$ 高，$s_2=$ 较高，$s_3=$ 非常高$\}$；

$S_2=\{s_{-3}=$ 非常不重要，$s_{-2}=$ 较不重要，$s_{-1}=$ 不重要，$s_0=$ 无所谓重要或不重要，$s_1=$ 重要，$s_2=$ 较重要，$s_3=$ 非常重要$\}$；

$S_3=\{s_{-3}=$ 非常近，$s_{-2}=$ 较近，$s_{-1}=$ 近，$s_0=$ 一般，$s_1=$ 远，$s_2=$ 较远，$s_3=$ 非常远$\}$。

三位专家 e_1、e_2 和 e_3 对 16 个指标的评价可见附表 2～附表 4。此外，S_2 作为语言术语集用来对指标的重要性进行评估，三位专家对指标重要性的评价见附表 5。

接下来用 HFL－ORESTE 方法对 10 位患者进行优先级排序。

步骤 1：通过式（3－2）和式（3－3）将语言评估转换成犹豫模糊语言术语要素后，我们得到了决策矩阵 $\boldsymbol{D}$ 和权重向量 $\boldsymbol{W}$，具体见式（附 B－

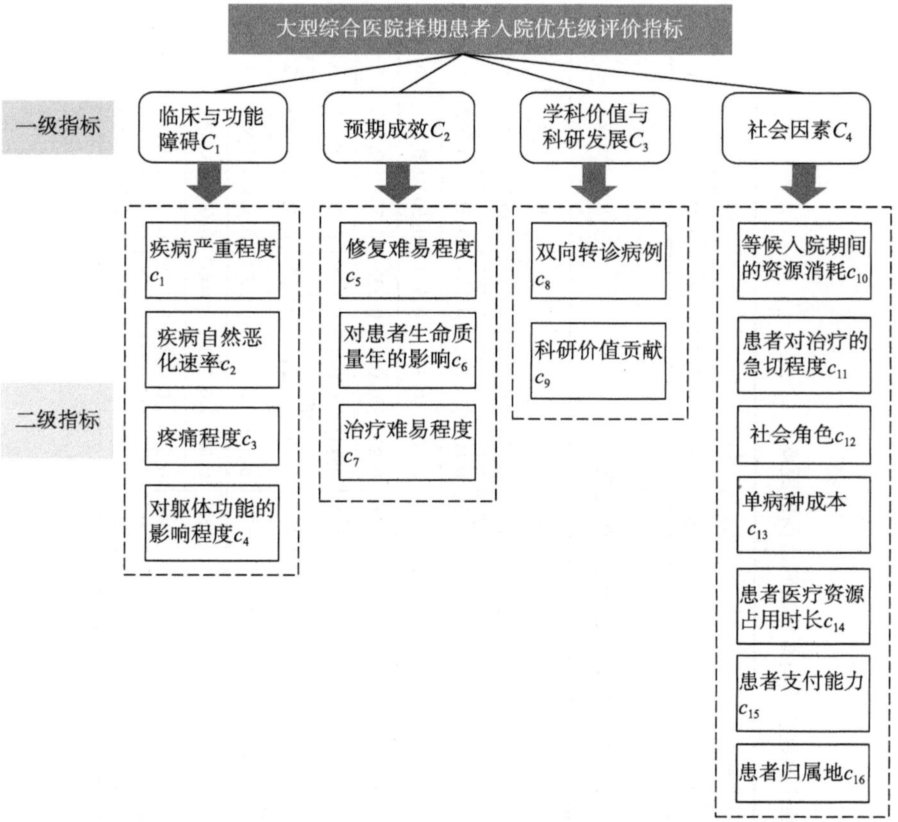

图3－12　大型综合医院择期患者入院优先级评价指标体系

1）和式（附B－2）。

步骤2：基于式（3－4）确定准则 c_j 下的最佳犹豫模糊语言术语集 h_S^{j+}，基于式（3－5）确定最重要的指标 c^+。通过式（3－8）添加语言术语，使犹豫模糊语言术语长度相等。通过式（3－6）和式（3－7）计算距离 d_j和 d_{ij}（$i=1, 2, \cdots, 10$；$j=1, 2, \cdots, 16$），结果见表3－3和表3－4。假设 $\xi=0.5$，通过式（3－9）可获得每位患者的全局偏好分数（见表3－5）。

步骤3：通过式（3－10）计算平均偏好分数 $D(a_i)$（$i=1, 2, \cdots, 10$），并得到弱排序，结果见表3－6。

表 3－3　每个准则权重与最佳准则之间的距离

d_j	d_1	d_2	d_3	d_4	d_5	d_6	d_7	d_8	d_9	d_{10}	d_{11}	d_{12}	d_{13}	d_{14}	d_{15}	d_{16}
w	0. 083	0. 000	0. 167	0. 167	0. 333	0. 333	0. 333	0. 250	0. 000	0. 361	0. 361	0. 417	0. 361	0. 417	0. 361	0. 417

表 3－4　每位患者与最佳患者之间的距离

	c_1	c_2	c_3	c_4	c_5	c_6	c_7	c_8	c_9	c_{10}	c_{11}	c_{12}	c_{13}	c_{14}	c_{15}	c_{16}
a_1	0. 083	0. 167	0. 417	0. 000	0. 500	0. 083	0. 000	0. 250	0. 167	0. 750	0. 083	0. 250	0. 083	0. 083	0. 000	0. 417
a_2	0. 000	0. 083	0. 333	0. 667	0. 417	0. 500	0. 500	0. 000	0. 333	0. 250	0. 000	0. 000	0. 250	0. 250	0. 083	0. 083
a_3	0. 083	0. 167	0. 000	0. 333	0. 083	0. 417	0. 083	0. 167	0. 417	0. 167	0. 500	0. 167	0. 500	0. 500	0. 417	0. 000
a_4	0. 083	0. 167	0. 583	0. 833	0. 833	0. 417	0. 083	0. 583	0. 667	0. 333	0. 250	0. 000	0. 333	0. 333	0. 333	0. 167
a_5	0. 083	0. 333	0. 083	0. 000	0. 000	0. 417	0. 000	0. 417	0. 167	0. 250	0. 333	0. 083	0. 667	0. 667	0. 417	0. 083
a_6	0. 000	0. 250	0. 667	0. 083	0. 083	0. 000	0. 167	0. 083	0. 000	0. 417	0. 333	0. 111	0. 417	0. 417	0. 083	0. 333
a_7	0. 667	0. 000	0. 417	0. 250	0. 250	0. 833	0. 500	0. 167	0. 333	0. 250	0. 583	0. 583	0. 333	0. 333	0. 833	0. 000
a_8	0. 250	0. 417	0. 333	0. 000	0. 000	0. 667	0. 583	0. 333	0. 333	0. 750	0. 083	0. 083	0. 000	0. 000	0. 167	0. 417
a_9	0. 667	0. 167	0. 500	0. 833	0. 833	0. 500	0. 000	0. 167	0. 000	0. 583	0. 500	0. 083	0. 167	0. 167	0. 083	0. 417
a_{10}	0. 333	0. 500	0. 250	0. 833	0. 833	0. 083	0. 333	0. 667	0. 167	0. 083	0. 750	0. 083	0. 417	0. 417	0. 583	0. 500

表 3－5　患者的全局偏好分数

	c_1	c_2	c_3	c_4	c_5	c_6	c_7	c_8	c_9	c_{10}	c_{11}	c_{12}	c_{13}	c_{14}	c_{15}	c_{16}
a_1	0. 083	0. 118	0. 317	0. 118	0. 425	0. 243	0. 236	0. 250	0. 118	0. 589	0. 262	0. 344	0. 262	0. 301	0. 255	0. 417
a_2	0. 059	0. 059	0. 264	0. 486	0. 377	0. 425	0. 425	0. 177	0. 236	0. 311	0. 255	0. 295	0. 311	0. 344	0. 262	0. 301
a_3	0. 083	0. 118	0. 118	0. 264	0. 243	0. 377	0. 243	0. 213	0. 295	0. 281	0. 436	0. 317	0. 436	0. 460	0. 390	0. 295
a_4	0. 083	0. 118	0. 429	0. 601	0. 635	0. 377	0. 243	0. 449	0. 471	0. 348	0. 311	0. 295	0. 348	0. 377	0. 348	0. 317
a_5	0. 083	0. 236	0. 132	0. 118	0. 236	0. 377	0. 236	0. 344	0. 118	0. 311	0. 348	0. 301	0. 536	0. 556	0. 390	0. 301
a_6	0. 059	0. 177	0. 486	0. 132	0. 243	0. 236	0. 264	0. 186	0. 000	0. 390	0. 348	0. 305	0. 390	0. 417	0. 262	0. 377
a_7	0. 475	0. 000	0. 317	0. 213	0. 295	0. 635	0. 425	0. 213	0. 236	0. 311	0. 485	0. 507	0. 348	0. 377	0. 642	0. 295
a_8	0. 186	0. 295	0. 264	0. 118	0. 236	0. 527	0. 475	0. 295	0. 236	0. 589	0. 262	0. 301	0. 255	0. 295	0. 281	0. 417
a_9	0. 475	0. 118	0. 373	0. 601	0. 635	0. 425	0. 236	0. 213	0. 000	0. 485	0. 436	0. 301	0. 281	0. 317	0. 262	0. 417
a_{10}	0. 243	0. 354	0. 213	0. 601	0. 635	0. 243	0. 333	0. 504	0. 118	0. 262	0. 589	0. 301	0. 390	0. 417	0. 485	0. 460

表 3－6　患者的弱排序

患者	a_1	a_2	a_3	a_4	a_5	a_6	a_7	a_8	a_9	a_{10}
得分	0.271	0.287	0.286	0.348	0.289	0.267	0.361	0.314	0.360	0.384
弱排序	2	4	3	7	5	1	9	6	8	10

步骤 4：通过式（3－11）～式（3－13），可得到每对患者的平均偏好强度 $T(a_i, a_k)$，结果见表 3－7。假设 $\xi=0.5$，$\varepsilon=0.5$，$\tau=3$，然后可以计算得到 $\delta\in[0, 0.06]$；令 $\delta=0.01$，通过式（3－14）和式（3－15），可得 $\mu=0.000625$，$\sigma=0.005$。然后根据 PIR 检测的规则，可以得到每对患者的 PIR 框架（见表 3－8）。

表 3－7　每对患者的平均偏好强度

	$T(a_1, a_k)$	$T(a_2, a_k)$	$T(a_3, a_k)$	$T(a_4, a_k)$	$T(a_5, a_k)$	$T(a_6, a_k)$	$T(a_7, a_k)$	$T(a_8, a_k)$	$T(a_9, a_k)$	$T(a_{10}, a_k)$
a_1	0.000	0.044	0.055	0.037	0.051	0.042	0.043	0.019	0.019	0.030
a_2	0.060	0.000	0.048	0.023	0.062	0.067	0.026	0.038	0.030	0.031
a_3	0.069	0.047	0.000	0.023	0.028	0.059	0.025	0.054	0.047	0.027
a_4	0.113	0.087	0.096	0.019	0.106	0.115	0.093	0.108	0.061	0.049
a_5	0.068	0.064	0.031	0.037	0.000	0.057	0.046	0.049	0.062	0.029
a_6	0.038	0.048	0.040	0.042	0.035	0.000	0.037	0.037	0.026	0.025
a_7	0.133	0.101	0.100	0.107	0.118	0.131	0.000	0.098	0.087	0.084
a_8	0.062	0.066	0.082	0.072	0.075	0.084	0.052	0.000	0.060	0.058
a_9	0.096	0.092	0.109	0.066	0.121	0.107	0.075	0.094	0.000	0.050
a_{10}	0.143	0.128	0.126	0.080	0.125	0.143	0.108	0.127	0.086	0.000

表 3－8　每对患者的 PIR 框架

	a_1	a_2	a_3	a_4	a_5	a_6	a_7	a_8	a_9	a_{10}
a_1	—	<	<	<	<	>	<	<	<	<
a_2	>	—	>	<	<	>	<	<	<	<
a_3	>	<	—	<	<	>	<	<	<	<
a_4	>	>	>	—	>	>	<	>	<	<
a_5	>	>	>	<	—	>	<	<	<	<
a_6	<	<	<	<	<	—	<	<	<	<

续表

	a_1	a_2	a_3	a_4	a_5	a_6	a_7	a_8	a_9	a_{10}
a_7	>	>	>	>	>	>	—	>	>	<
a_8	>	>	>	<	>	>	<	—	<	<
a_9	>	>	>	>	>	>	<	>	—	<
a_{10}	>	>	>	>	>	>	>	>	>	—

注：P 关系用“ > ”表示，R 关系用“ < ”表示，I 关系用“—”表示。

步骤 5：根据弱排名和 PIR 结果来确定最终的强排名。可得患者的优先级顺序：$a_6 > a_1 > a_3 > a_2 > a_5 > a_8 > a_4 > a_9 > a_7 > a_{10}$。结果与弱排名结果一致。

根据每个指标的权重，可知三个最重要的指标是疾病自然恶化速率（c_2）、科研价值贡献（c_9）和疾病严重程度（c_1），以上指标的重要性与实际情况相符。择期患者入院排序需要考虑的主要指标是疾病信息，如疾病自然恶化速率（c_2）和疾病严重程度（c_1）。此外，H 医院的职责之一是在高等医学院校进行临床教学和实习，以培养高级临床医学人才。因此，确定择期患者入院排序时有必要考虑科学研究的价值。由于等候序列上的第六位患者（a_6）的疾病自然恶化速率相对较快，有非常重要的研究价值，并且疾病严重程度很高，因此本节提出的方法将第六位患者列为入院优先级最高的患者。尽管其他患者在某些指标上优于第六位患者，例如，a_1 的 c_7 和 c_{14} 优于 a_6，a_5 的 c_7 和 c_{16} 优于 a_6，但是相比于 a_6，他们无法获得绝对的入院优势，因为他们在三个最重要的指标上无法超过第六位患者，且他们的主要指标的重要程度不高。将模型得到的排序结果向 H 医院不同领域的专家进行咨询，获得了他们的认可。

3.3.3　讨论与对比分析

1. 灵敏度分析

在第 3.3.2 小节中，我们获得了当 $\delta = 0.01$ 时的排序结果。为了探究结果是否因参数（δ，μ，σ）的变化而受到显著影响，我们进一步讨论当参数变化范围是 $\delta \in [0,\ 0.06]$ 时，HFL－ORESTE 方法在六种情景下的结果（见表 3－9）。

表 3－9　三种阈值下不同取值时的六种情景

参数	情景 1	情景 2	情景 3	情景 4	情景 5	情景 6
δ	0.010	0.020	0.030	0.040	0.050	0.060
μ	0.000625	0.00125	0.001875	0.0025	0.003125	0.00375
σ	0.005	0.010	0.015	0.020	0.025	0.030

HFL－ORESTE 方法基于三个阈值（δ，μ，σ）确定患者之间的 PIR 框架。我们根据患者的 PIR 框架在六种不同的情景下得到患者的排序（见图 3－13～图 3－15）。

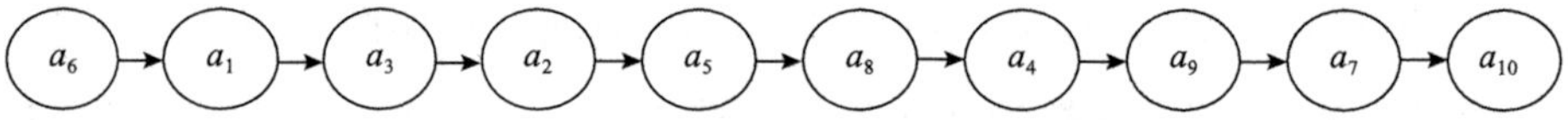

图 3－13　情景 1 下的患者排序情况

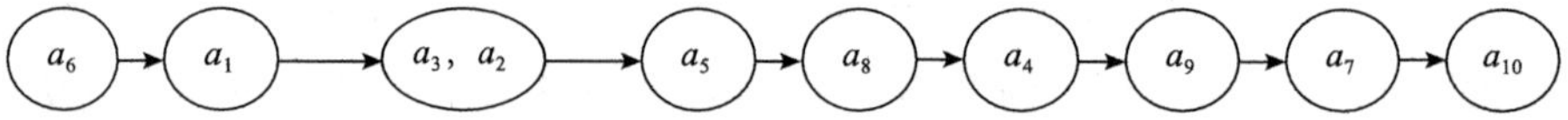

图 3－14　情景 2 和情景 3 下的患者排序情况

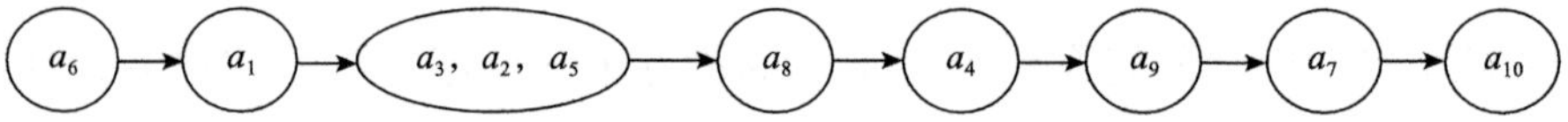

图 3－15　情景 4、情景 5、情景 6 下的患者排序情况

根据以上分析，我们可以得到以下结论。

（1）随着偏好强度无差异阈值 δ 的逐渐增加，偏好阈值 μ 和无差异阈值 σ 相应地改变，导致患者之间出现越来越多的无差异关系。例如，在情景 2（$\delta = 0.020$，$\mu = 0.00125$，$\sigma = 0.010$）和情景 3（$\delta = 0.030$，$\mu = 0.001875$，$\sigma = 0.015$）下，可得到 a_2 与 a_3 无差异，其余患者的排序不变。

在情景 4、情景 5 和情景 6 下，a_2、a_3 与 a_5 无差异，其余患者的排序与其他情况下的排名仍然相同。

（2）结果具有一定的稳定性。除了 a_2、a_3 和 a_5 这三位患者，在以上六个方案中，其他患者的排序没有差异。

以上结果为医院管理人员灵活地安排择期患者入院提供了参考。病床管理人员可以根据每天可用病床的具体数量来调整阈值，以制定择期患者入院决策。当病床产能不足时，病床管理人员可以设置较小的参数，如情景 1，可以确保得到相对严格的患者入院排序。当有足够多的病床时，病床管理人员可以适当地放宽门槛，进而可以得到相对宽松的患者入院排序，如情景 4、情景 5、情景 6。此外，当等候名单中的患者由于个人原因没有准时入院时，医院可以在无差异的患者中找到候选患者，如在情景 4、情景 5、情景 6 下，如果患者 a_2 爽约，则管理人员可以通知 a_3 或 a_5 入院，从而可在一定程度上避免病床资源的浪费。

2. 与传统方法的对比分析

HFL－TOPSIS 和 HFL－VIKOR 是两个非常经典的 MCDM 方法，接下来将本节提出的方法与这两种方法进行对比。HFL－TOPSIS 方法得到的结果见表 3－10。D_i^+ 是替代方案 a_i 与正理想解之间的距离。该值越小，表明替代方案越好。D_i^- 是替代方案与负理想解方案之间的距离。该值越大，表明替代方案越好。$RC(a_i)$ 是 a_i 的相对接近度，表示综合性能。患者排名通过 $RC(a_i)$ 确定，所得结果见表 3－10。

表 3－10　HFL－TOPSIS 方法的排序结果

患者	D_i^+	D_i^-	$RC(a_i)$	排名
a_1	0.191	0.490	0.719	2
a_2	0.243	0.435	0.642	5
a_3	0.215	0.497	0.698	4
a_4	0.438	0.244	0.358	9

续表

患者	D_i^+	D_i^-	$RC(a_i)$	排名
a_5	0.204	0.499	0.710	3
a_6	0.187	0.524	0.737	1
a_7	0.354	0.324	0.478	7
a_8	0.283	0.395	0.582	6
a_9	0.379	0.299	0.442	8
a_{10}	0.441	0.237	0.350	10

HFL－VIKOR 方法是基于效用值的 MCDM 方法。通过计算每个候选方案的集体效用度（$HFLGU_i$）、个人后悔度（$HFLIR_i$）和折中度（$HFLC_i$），可以根据某些排序规则对候选方案进行排序。此方法侧重于找到折中解决方案，让 $HFLGU_i$ 和 $HFLIR_i$ 之间的相对重要性相同。通过 HFL－VIKOR 方法解决以上问题，得到的结果见表 3－11。

表 3－11　HFL－VIKOR 方法的排序结果

患者	$HFLGU_i$	排名	$HFLIR_i$	排名	$HFLC_i$	排名
a_1	0.291	2	0.073	1	0.002	1
a_2	0.337	5	0.092	4	0.238	4
a_3	0.307	3	0.077	2	0.059	2
a_4	0.618	9	0.102	6	0.723	7
a_5	0.312	4	0.079	3	0.087	3
a_6	0.290	1	0.117	7	0.400	5
a_7	0.502	7	0.128	9	0.796	8
a_8	0.447	6	0.099	5	0.456	6
a_9	0.532	8	0.128	9	0.837	9
a_{10}	0.649	10	0.119	8	0.918	10

表3－12给出了基于HFL－TOPSIS方法、HFL－VIKOR方法和HFL－ORESTE方法六种情景下的结果，图3－16直观地对结果进行了描绘。通过HFL－ORESTE方法得到的排序与通过HFL－TOPSIS方法得到的排序有很多相似之处：二者都认为a_6和a_1是排名前两位的患者；a_3、a_8、a_9和a_{10}都分别位于第四（在情景4、情景5、情景6中）、第六、第八和第十位。此外，在情景1中，HFL－ORESTE方法和HFL－TOPSIS方法均建议a_3优于a_2。对于HFL－TOPSIS方法，$RC(a_3)$和$RC(a_2)$的值分别为0.698和0.642，两位患者之间的差距非常小，但是HFL－TOPSIS方法无法灵活地分析他们之间的关系；而HFL－ORESTE方法可以借助不同的阈值来考虑评估和计算中的错误。由此可以得出以下结论：HFL－ORESTE方法可以比HFL－TOPSIS方法提供更合理的解决方案。随着阈值的变化，a_3和a_2之间的差异会越来越小。在HFL－ORESTE方法的情景4、情景5和情景6中，a_3和a_2无差异。

表3－12　HFL－TOPSIS方法、HFL－VIKOR方法和HFL－ORESTE方法六种情景下的结果

患者	HFL－ORESTE－1	HFL－ORESTE－2	HFL－ORESTE－3	HFL－ORESTE－4	HFL－ORESTE－5	HFL－ORESTE－6	HFL－TOPSIS	HFL－VIKOR
a_1	2	2	2	2	2	2	2	1
a_2	4	3	3	4	4	4	5	4
a_3	3	3	3	4	4	4	4	2
a_4	7	7	7	7	7	7	9	7
a_5	5	5	5	4	4	4	3	3
a_6	1	1	1	1	1	1	1	5
a_7	9	9	9	9	9	9	7	8
a_8	6	6	6	6	6	6	6	6
a_9	8	8	8	8	8	8	8	9
a_{10}	10	10	10	10	10	10	10	10

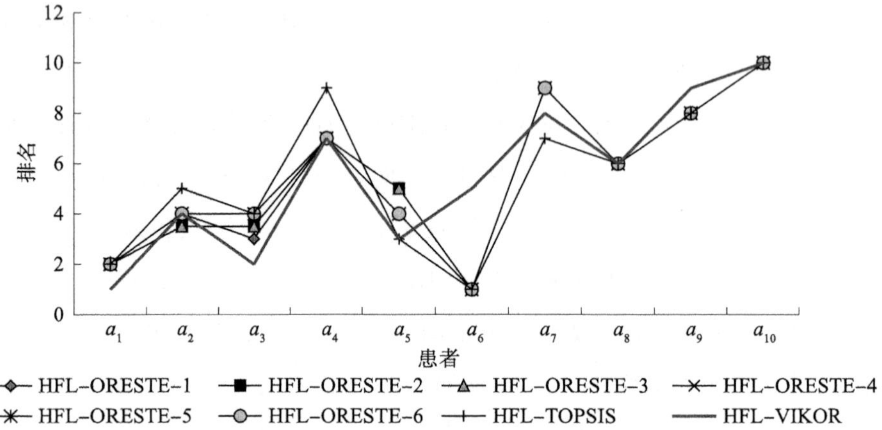

图 3-16　HFL-TOPSIS 方法、HFL-VIKOR 方法和 HFL-ORESTE 方法六种情景下的排名

通过 HFL-ORESTE 方法获得的排名不同于通过 HFL-VIKOR 方法获得的排名。显然，a_6 比 a_1 更重要，因为前者的指标优于后者，且这些指标中的大多数权重都很高。例如，从第 3.3.1 小节的决策矩阵 $\boldsymbol{D}$ 中可以看出，专家对 a_6 和 a_1 的疾病严重程度（c_1）的判断分别为 $\{s_2, s_3\}$ 和 $\{s_2\}$，对科研价值贡献（c_9）的判断分别为 $\{s_2, s_3\}$ 和 $\{s_1, s_2\}$。显然，我们可以发现前者比后者更好。但是，HFL-VIKOR 方法通过个人后悔度 $HFLIR_i$ 扩大了两个选择之间的差距，给出的结论是 $a_1 > a_6$，这与事实相反。经过以上分析，我们可以得出以下结论。

（1）从 HFL-ORESTE 方法获得的患者之间的 PIR 关系可以为管理人员提供更加详尽的患者排名。与 HFL-TOPSIS 方法和 HFL-VIKOR 方法相比，HFL-ORESTE 方法不仅可以给出偏好关系，而且可以给出冷漠关系和不可比关系，从而可以减少评估过程中的信息丢失，其结果可以为管理人员提供有价值的参考。

（2）HFL-ORESTE 方法推导的应用策略更为实用。我们发现患者的排名结果随着不同的阈值而改变，因此，医院管理人员可以根据实际情况调整阈值以获得动态排序。当病床短缺时，可以通过降低门槛来限制患者的数量；相反，可以通过放宽阈值以获得宽松的排序结果。

（3）HFL - ORESTE 方法的排名结果更为合理和具有可解释性，并且可以用于解决医疗纠纷。例如，一些等候时间过久的患者因为没有及时入院而向医院管理部门投诉，入院服务中心的工作人员需要花费大量时间向未能入院的患者解释原因。如果可以引入 HFL - ORESTE 方法对患者进行评估，管理人员可以根据 HFL - ORESTE 方法得出的排名结果制定合理的入院方案，当面对对入院结果有异议的患者时，管理人员可以将决策结果向患者解释，从而有助于解决冲突。

3.4　本章小结

本章首先从择期患者的入院流程出发，发现 H 医院入院服务中心的入院管理存在优先级决策问题，即大型综合医院中接受住院服务的患者必须由专业人员进行筛查。但是当工作量很大时，相关人员很难进行实时动态的决策，由此引出了本章的研究问题一，即如何从数据驱动视角辅助相关人员对患者进行分类。另外，当等候名单上有很多情况类似的患者时，本章提出采用多准则决策方法对患者入院的优先级进行评估，由此引出本章的研究问题二，即在犹豫模糊语言环境下对患者进行优先级排序。

针对数据驱动的择期患者分类问题，通过引入机器学习的概念，明确了基于机器学习算法的患者分类科学问题，并给出了分类的具体步骤。本章基于分类问题的基本步骤，对数据进行了预处理，然后构建了单一分类模型和融合模型对患者进行分类。通过对模型进行比较，并通过混淆矩阵、*AUC* 值等评价指标进行评估，证实模型在训练集、测试集、验证集上的高预测性能，说明模型具有一般性，能够很好地用于对未来数据的预测。最后基于最佳分类器分析影响患者入院的因素，主要结论如下。

（1）单一模型中，不同模型的总体性能表现均较好，其中 XGBoost 模型表现最佳。

（2）融合模型表现优异，除了特异度，其他性能指标均优于 XGBoost 模型。

（3）影响患者入院的因素排名靠前的是：疾病类型、归属地、登记月份、门诊医生、医保类型等。研究结果发现对预测最有意义的两个变量是疾病类型和归属地。

针对多准则决策的择期患者排序问题，我们通过文献梳理发现很少有学者将患者优先级问题作为 MCDM 问题来解决。少数研究未考虑基于我国实际情况的患者入院综合评价指标体系，且现有方法无法很好地处理复杂的语言信息，无法提供详细的排名结果。因此，本研究将评估患者入院优先级的问题视为 HFL - MCDM 问题。通过引入犹豫模糊语言，采用 HFL - ORESTE方法，并基于构建的择期患者入院优先级评价指标体系，以 H 医院为例，对择期患者进行优先级排序。主要结论如下。

（1）基于大型综合医院的择期患者入院优先级评价指标体系，应用 HFL - ORESTE 方法改进了先前的患者排序方法。本研究是我国公立医院根据具体情况评估择期患者入院优先级评价指标体系的首次研究，其研究结果对我国公立医院患者入院优先级评估具有实际参考价值。

（2）采用 HFL - ORESTE 方法对患者进行排名，并得到了有趣的结果。HFL - ORESTE 方法不仅可以给出具体的排序，还可以确定患者之间的 PIR 关系。这种方法的优点是，当患者情况相似时，我们仍然可以通过判断三种关系来对患者进行排序，以帮助医务人员做出决定。

（3）进行了敏感分析。通过调整不同的阈值，发现 HFL - ORESTE 方法可以有效地协助病床管理人员灵活地筛查入院患者。从这个意义上说，当病床资源稀缺时，我们可以缩小无差异阈值并获得非常严格的排序；相反，我们可以选择更大的无差异阈值来获得宽松的排序。因此，本章提出的方法可以为不同类型的医院和不同的医疗资源提供灵活的排序。

第 4 章

考虑多类型患者和优先级约束的入院计划研究

当医院面临供需矛盾时，往往有两个解决方案：一是适当扩充产能，如增加人员配备或充分开发手术室能力等；二是制订患者入院计划，即选择最佳的患者组合和数量，优先考虑可以有效治疗的患者，也有文献称之为病例组合计划研究。我国大型综合医院的医疗资源往往已经处于超负荷运转状态，《2023 年我国卫生健康事业发展统计公报》的数据显示，我国公立医院中的三级医院 2023 年的病床使用率高达 91.1%。H 医院的某些科室，由于长期加床，其病床使用率更是超过 100%。因此，对于大型综合医院而言，在资源已经超负荷运转的情况下，第二个解决方案不失为一个有效的缓解供需矛盾的方案。

Milsum 等（1973）认为病例组合应该作为影响患者入院管理的重要因素。Mulholland 等（2005）认为病例组合计划可用于运用医疗质量来衡量医院财务绩效的工具。为了探讨如何运用病例组合计划来优化医疗资源结构和患者需求等医院运营管理问题，有文献基于 Hans 等（2012）的分层框架来说明病例组合优化问题与其他一般规划问题的区别。图 4－1 根据影响力的大小和细节性的强弱来描述如何将病例组合计划嵌入医院的运营管理中。战略层涉及的是决定医院中最稀缺和最重要的医疗资源的供应问题，病例组合计划可以协助医院确定医疗资源的总供应量。战术层主要是基于医院下层某机构的运营活动，如对于入院服务中心而言，可以使用不同患者类别的入院计划来实现给定的病例组合。患者入院计划早已被视为医院重要的战略规划工具。例如，Adan 和 Vissers（2002）、Adan 等（2009）、Vanberkel 等（2014）通过数学规划、排队论等方法构建模型，从而获得理想的病例组合。此外，Vissers 等（2007）通过服务质量和资源利用率来比较不同的入院策略。主手术计划用来确定每个工作日将手术室时间分配给不同的外科医生组的手术量，它也可以用来获得某个病例组合。操作层涉及具体的运营活动，包括离线运营和在线运营。离线运营是指提前做出决定；在线运营是指对不可预见的事件做出反应，在医院环境下主要是指急诊患者就诊等不确定性事件。操作层只对病例组合产生间接影响。

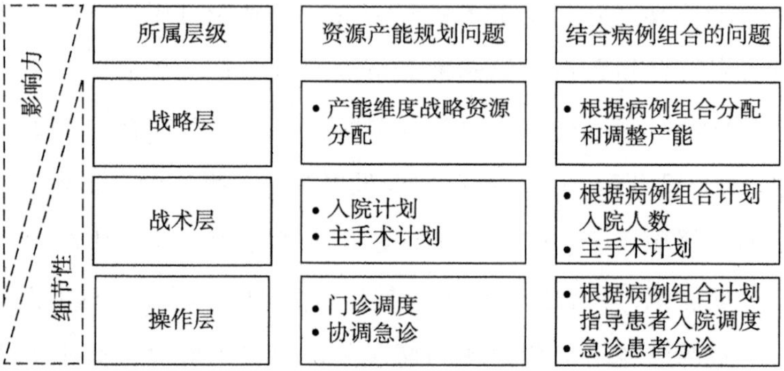

图4－1　病例组合计划与其他医疗资源产能规划问题的关系

根据上述医疗资源产能规划问题的描述，本章在病例组合计划的框架下，以医院入院服务中心这一组织为视角，探讨如何制订战术层面的最佳入院计划。本章的择期患者入院计划问题是指在不同医疗资源产能约束下，决策不同优先级择期患者入院人数及最佳病例组合数。

界定了本章研究问题的范畴之后，接下来将对问题进行描述，介绍择期患者入院计划模型的假设、参数、变量、约束和目标函数，并通过数值算例实验进行模型求解，再分析模型结果，最后将模型结果与不考虑优先级约束的模型结果进行比较，为择期患者入院安排提供合理的指导建议。

4.1　问题描述

本章对我国大型综合医院的患者入院计划问题进行研究，以期为医院在战术层面的决策提供一定的政策建议。本章的问题描述如下。

（1）研究问题的背景。以 H 医院作为调研对象，发现大型综合医院患者入院面临的主要问题是：在择期患者的等候名单中，原本可以在二级医院或者一级医院就诊的患者也涌入大型综合医院就诊，这类患者在一定程度上占据了病情严重患者的入院名额，进一步加剧了大型综合医院入院服务的供需矛盾。基于此，引出本章的研究问题，即如何将优质医疗资源在不同类型患者之间进行合理配置。

（2）患者的异质性。已知基于第 3 章的研究，根据患者的疾病类型、医保类型、所属地等信息，通过机器学习方法预测得到等候入院患者的综合得分。本章根据输出的入院概率值，将患者划分为三种优先级类型：第一类患者其入院概率 $P \in [0.8, 1]$，第二类患者其入院概率 $P \in (0.5, 0.8)$，第三类患者其入院概率 $P \in [0, 0.5]$。每类患者的内部不再细分优先级，即同一类型的患者得分一样，入院优先级越高其得分越高。假设每类患者的资源消耗、住院时长、单位收益等特征属性均不相同。

（3）研究问题和目标描述。本章研究的问题：医院在周期 T 内收治不多于 N 位患者，将患者分为 I 种优先级类型，并且已知每类患者的特征属性，如住院时长、资源消耗等。基于这些信息，综合考虑收益和资源利用的偏差成本，以利润最大化为目标，在每种医疗资源均为理想的目标产能的条件下，通过构建整数规划模型从而决策周期 T 内的入院患者人数和不同类型患者组合。最佳患者组合取决于患者类别的特征和可供科室使用的医疗资源数量。研究结果是入院计划，该计划描述了规划周期内每天的入院患者人数和不同类型入院患者的比例，并可以根据所涉及的不同医疗资源的预期利用率进行动态调整，入院计划可以对医院日常的患者入院安排进行指导。本章择期患者入院计划研究结构如图 4-2所示。

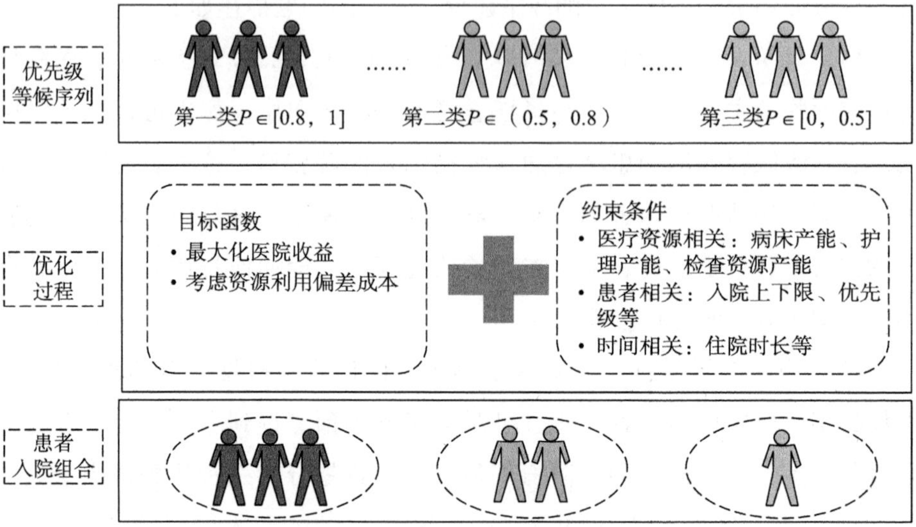

图 4-2　择期患者入院计划研究结构

4.2　择期患者入院计划模型构建

本节先对模型的假设、参数、决策变量进行说明，然后提出考虑多类型患者和优先级约束的入院计划模型。

4.2.1　假设与参数

1. 假设

（1）同类型患者消耗的医疗资源相近似。

（2）患者优先级按天滚动，而不是实时滚动，即患者在当天的等候期内优先级不发生改变。

（3）病床是同质的。

（4）患者若没有被通知入院，则继续在等候序列中等候，不考虑离开等候序列的情况。

（5）本研究所指的优先级是综合了患者病情等基本信息的一个综合概率得分，优先级越高表示该类患者的入院级别越高。

（6）本研究中不涉及危急重症患者，即所有患者都是可以等待入院的，其病情不危及生命。

（7）本研究重点讨论择期患者的入院情况。对于急诊患者，可考虑一个预留策略，即医院事先给急诊患者预留了一定数量的床位和其他医疗资源的使用产能。

2. 符号说明

（1）集合。

1）I 为患者类型集合，$i \in I$。

2）$T=\{1，2，\cdots，\tau\}$，为规划周期内的天数集合，本章取 $\tau=28$，一个规划周期为 28 天，$t \in T$。

3）$R=\{1，2，3\}$，为医疗资源集合。$r \in R$，当 $r=1$ 时，为病床资源；当 $r=2$ 时，为检查资源；当 $r=3$ 时，为护理资源。

（2）参数。

1）r_i 为医院收治类型 i 患者所产生的收益。

2）n 为一个规划周期内收治的患者人数。

3）e_i 为检查单位资源消耗，即每个类型 i 患者进行医技检查所需的时间（单位：小时）。

4）n_i 为护理单位资源消耗，即每个类型 i 患者所需的护理人员的资源使用量（优先级越高护理强度越大，需要更多的人力进行照护，单位：小时）。

5）P_{it} 为类型 i 患者住院时长为 t 天的概率。

6）$\tilde{P}_{is}$ 为类型 i 患者住院时长超过 s 天的概率。

7）s_i 为类型 i 患者的优先级得分。

8）L^p 为患者平均的优先级权重下限。

9）α_i 为类型 i 患者的入院人数比例下限。

10）β_i 为类型 i 患者的入院人数比例上限。

11）AC_{rt}为第 r 种资源在第 t 天的可用产能。

12）TC_{rt}为第 r 种资源在第 t 天的目标产能。

13）c_r^+ 为第 r 种资源的正偏差成本。

14）c_r^- 为第 r 种资源的负偏差成本。

（3）决策变量及间接变量。

1）x_{it}为第 t 天入院的类型 i 患者人数。与决策变量 x_{it} 直接相关的还有以下间接变量。

2）M_{it}为间接变量，指第 t 天类型 i 患者的住院总人数。

3）C_{rt}^+ 为辅助变量，指第 t 天第 r 种资源的超额产能。

4）C_{rt}^- 为辅助变量，指第 t 天第 r 种资源的空闲产能。

5）θ_i 为类型 i 患者的入院比例，可理解为每类型患者占计划收治总人数的百分比，可以通过 x_{it}求得：

$$\theta_i = \sum_{t=1}^{T} x_{it} \Big/ \sum_{t=1}^{T} \sum_{i=1}^{I} x_{it}$$

4.2.2 模型建立

已知患者类型、患者的不同资源要求、患者入院目标以及对医疗资源利用率的要求，医院如何生成患者入院计划？基于此问题，本章所构建的模型如下。

1. 目标函数

模型的目标是收益最大化，如式（4－1）所示：

$$\max Z = \sum_{i=1}^{I} \sum_{t=1}^{T} r_i x_{it} - \sum_{r=1}^{R} \sum_{t=1}^{T} c_r^+ C_{rt}^+ - \sum_{r=1}^{R} \sum_{t=1}^{T} c_r^- C_{rt}^- \tag{4-1}$$

目标函数（4－1）是从收益和资源利用的角度进行刻画的，其目的是希望医院的收益越大越好。医院每接收一位类型 i 患者都会产生一定的收益，当医疗资源利用不足或资源超额使用时都会带来额外成本。如图 4-3 所示，实际使用产能与目标产能之间可能存在两种关系：在实际使用过程中，实际使用产能超过了目标产能，则产能超额利用，我们称之为正偏差；反之，实际使用产能低于目标产能，则会出现产能利用不足，我们称之为负偏差。

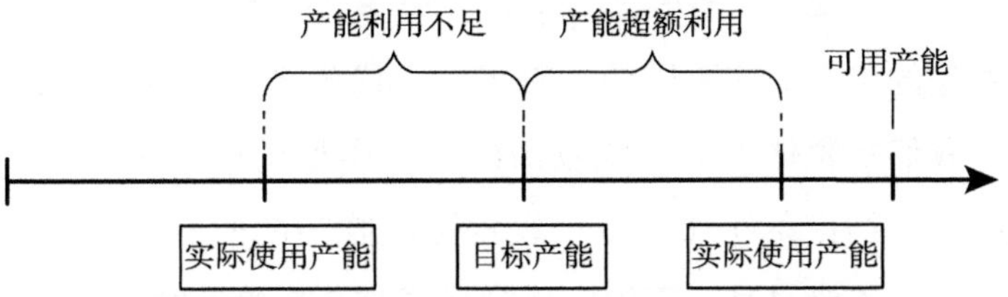

图 4-3　实际使用产能与目标产能关系示意图

需要说明的是，本章中的收益与患者危急重症程度、救治后的疾病恢复速率、对科研价值贡献度相关。收益参数的设置不仅从经济方面考量，还包括广义的社会影响等其他因素，是一种修正后的价格（不设置具体的单位）。例如，本章假设服务疑难杂症患者的收益高于服务病情一般的患者的收益。这不仅是诊疗费用高低的原因，更是从综合医院定位的角度分析，其服务危急重症患者不仅符合其自身的定位，也有助于学科的发展。因此，将研究目标设定为收益最大化，既是利用经济学中的价格工具来调控资源分配过程以使效率最优，也是综合考虑了各方面因素后的最优选择。

2. 约束条件

医院的病床数量是有限的，因此需要对医院在周期 T 内所能收治的患者总人数进行约束，约束条件（4-2）表示所有类型患者的入院人数要小于周期 T 内的预计收治总人数。

$$\sum_{i=1}^{I} \sum_{t=1}^{T} x_{it} \leqslant n \tag{4-2}$$

本章假设医院将患者按照其入院的优先级分为 i 种不同类型，为了符合综合公立医院的定位，需要对不同类型患者的入院比例进行约束。约束条件（4－3）和约束条件（4－4）规定了不同类型患者在周期 T 内入院人数比例的上下限。

$$\sum_{t=1}^{T} x_{it} \leqslant \beta_i \sum_{i=1}^{I} \sum_{t=1}^{T} x_{it} \quad \forall i \in I, \forall t \in T \tag{4-3}$$

$$\sum_{t=1}^{T} x_{it} \geqslant \alpha_i \sum_{i=1}^{I} \sum_{t=1}^{T} x_{it} \quad \forall i \in I, \forall t \in T \tag{4-4}$$

不同类型的患者对应不同的入院得分，优先级越高的患者其得分越高。进一步地，我们从整体上对医院收治的所有类型的患者规定一个最低的平均优先级得分。约束条件（4－5）表示医院收治的所有入院患者的平均优先级得分至少应该满足某一下限，以满足疑难杂症患者的需求。

$$\sum_{i=1}^{I} s_i \sum_{t=1}^{T} x_{it} \geqslant L^p \sum_{i=1}^{I} \sum_{t=1}^{T} x_{it} \tag{4-5}$$

本章用概率表示患者住院时长，不同类型的患者住院时长分布不同且均为离散分布。对于第 i 类患者，假设其住院的最短时间为 1 天，最长住院时间为 28 天。当患者住院时长超过 s 天（$s \in \{0, 1, \cdots, T-1\}$）时，可以计算得到累计概率分布 $\tilde{P}_{is}$。类型 i 患者的住院时长分布和累计住院时长分布可描述为表 4－1，P_{it} 与 $\tilde{P}_{is}$ 的转换关系可总结为：$\tilde{P}_{is} = 1 - \sum_{t=0}^{s} P_{it}$，$s \in \{0,1,\cdots,T-1\}$。基于以上内容，可以计算得到中间变量 M_{it}，表示为约束条件（4－6）。约束条件（4－7）则表示周期 T 内病床的实际使用产能不能超过其可用产能。

表 4－1　类型 i 患者的住院时长分布和累计住院时长分布描述

住院天数 t	1	2	3	…	T
概率分布 P_{it}	P_{i1}	P_{i2}	P_{i3}	…	P_{it}
住院天数超过 s 天	0	1	2	…	$T-1$
累计概率分布 $\tilde{P}_{is}$	1	$1-P_{i1}$	$1-(P_{i1}+P_{i2})$	…	$1-\sum_{t=0}^{s} P_{it}$

$$M_{it} = \sum_{s=0}^{t-1} \tilde{P}_{is} \cdot x_{it} \quad \forall i \in I, t \in T \tag{4-6}$$

$$\sum_{i=1}^{I} M_{it} \leqslant AC_{rt} \quad \forall t \in T, r = 1 \tag{4-7}$$

约束条件（4－8）和约束条件（4－9）要求周期 T 内，检查资源和护理资源的实际使用产能不可超过其可用产能。

$$\sum_{i=1}^{I} e_i x_{it} \leqslant AC_{rt} \quad \forall t \in T,\ r = 2 \tag{4-8}$$

$$\sum_{i=1}^{I} n_i M_{it} \leqslant AC_{rt} \quad \forall t \in T,\ r = 3 \tag{4-9}$$

约束条件（4－10）～约束条件（4－12）是对辅助变量 C_{rt}^{+} 的刻画，其表示每天每种资源的实际使用产能和目标产能之间的超额产能（正偏差）。约束条件（4－13）～约束条件（4－15）是对辅助变量 C_{rt}^{-} 的刻画，其表示每天每种资源的目标产能和实际使用产能之间的空闲产能（负偏差）。约束条件（4－16）用于要求决策变量 x_{it} 是正整数。

$$C_{rt}^{+} = \left(\sum_{i=1}^{I} M_{it} - TC_{rt}\right)^{+} \quad \forall t \in T, r = 1 \tag{4-10}$$

$$C_{rt}^{+} = \left(\sum_{i=1}^{I} e_i x_{it} - TC_{rt}\right)^{+} \quad \forall t \in T, r = 2 \tag{4-11}$$

$$C_{rt}^{+} = \left(\sum_{i=1}^{I} n_i M_{it} - TC_{rt}\right)^{+} \quad \forall t \in T, r = 3 \tag{4-12}$$

$$C_{rt}^{-} = \left(TC_{rt} - \sum_{i=1}^{I} M_{it}\right)^{+} \quad \forall t \in T, r = 1 \tag{4-13}$$

$$C_{rt}^{-} = \left(TC_{rt} - \sum_{i=1}^{I} e_i x_{it}\right)^{+} \quad \forall t \in T, r = 2 \tag{4-14}$$

$$C_{rt}^{-} = \left(TC_{rt} - \sum_{i=1}^{I} n_i M_{it}\right)^{+} \quad \forall t \in T, r = 3 \tag{4-15}$$

$$x_{it} \in \{0,1,\cdots,n\}, \quad \forall i \in I, \forall t \in \{1,2,\cdots,T\} \tag{4-16}$$

4.3 算例分析

本次数值实验采用优化软件 ILOG CPLEX12.8 对混合整数线性规划模型求解精确解。本节希望通过案例分析来实现以下目标：①为科室确定最优的患者病例组合，使收益最大化；②分析不同的患者病例组合对收益和入院人数的影响；③评估不同医疗资源对目标和决策的影响；④评估不同模型下的入院计划策略，为医院管理者提供指导和建议。

4.3.1 参数设置

本节参数来自 H 医院呼吸内科的历史数据。已知呼吸内科共有 290 张病床，检查设备、医生和护士的工作时间为每天 8 小时，规划的时间长度为 4 周。2014 年 1 月 1 日至 2016 年 12 月 31 日，H 医院呼吸内科医疗单元共接收住院患者 17070 人，其中，门诊患者 11928 人，急诊患者 5142 人。急诊患者与择期患者人数约为 1 ∶ 2。考虑给急诊患者做好预留的策略，根据历史数据，给急诊患者预留出 30% 的产能。医院的收益不仅包括诊断和治疗的收益，也包括在治疗过程中对学科发展的贡献，因此，优先级越高的患者其给医院带来的收益越高。具体参数设置见附表 6 ~ 附表 8。

4.3.2 计算结果

将第 4.3.1 小节的参数作为输入，计算得到本模型 4 周的患者入院计划结果，如图 4 –4 所示。由于模型对每类患者的入院人数比例以及患者的优先级进行了约束，因此结果显示第一类患者的入院人数多于第二类患者的入院人数，第二类患者的入院人数多于第三类患者的入院人数。模型的目标函数是6462.4，总的入院人数是570人，其中三类患者入院人数及其占比分别是399人（70%）、114人（20%）和57人（10%）。

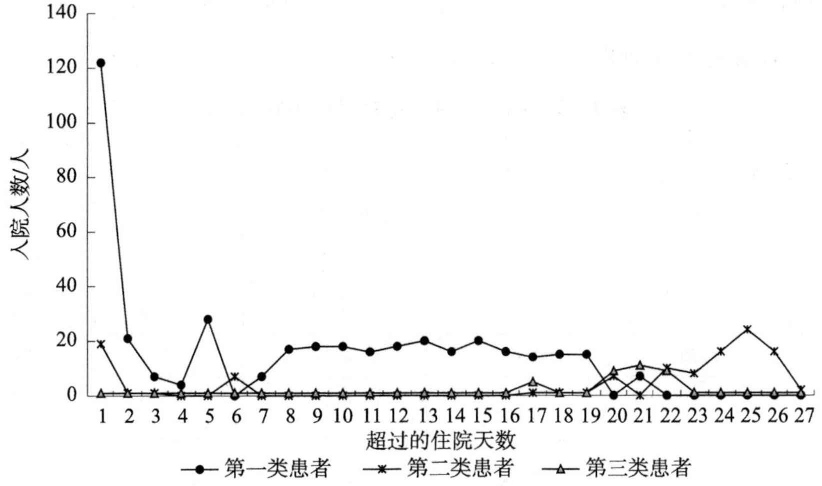

图 4－4　不同类型患者的入院人数

4.3.3　灵敏度分析

灵敏度分析主要是希望观察到决策环境的变化对结果的影响，这里的决策环境是指实际中容易发生变化的参数。本小节主要探究单位资源消耗、优先级约束、目标产能变化三个方面对结果的影响，具体从以下四点进行灵敏度分析。

1. 护理资源对结果的影响

资源消耗主要包括住院时长变化、检查时长变化和护理时长等参数。由于本章的住院时长是用概率表示的，因此重点以护理时长为例进行分析，检查时长可以参考护理时长，不再重复介绍。

本章的基础模型所设置的三类患者的护理时长分别是1.5小时、1小时、0.5小时。表4-2中，序号1~3是固定了第二类患者和第三类患者的护理时长后，对第一类患者的护理时长进行参数调整；序号4~6是固定了第一类患者和第三类患者的护理时长后，对第二类患者的护理时长进行参数调整；序号7~9是固定了第一类患者和第二类患者的护理时长后，对第三类患者的护理时长进行参数调整。

表4-2 护理资源变化对目标函数的影响

序号	第一类患者的护理时长/时	第二类患者的护理时长/时	第三类患者的护理时长/时	收益	入院人数/人
1	1.75	1	0.5	6418.4	550
2	1.5	1	0.5	6462.4	570
3	1.25	1	0.5	6311.9	580
4	1.5	1.25	0.5	6745.0	580
5	1.5	1	0.5	6462.4	570
6	1.5	0.75	0.5	6415.0	570
7	1.5	1	0.75	6684.0	580
8	1.5	1	0.5	6462.4	570
9	1.5	1	0.25	6837.0	580

注：序号2、5、8是模型的基准参数。

由表4-2和图4-5可知：①序号1~3，与基准参数的结果相比，序号1在增加了第一类患者的护理时长后，入院人数减少，收益小幅下降；序号3在减少了第一类患者的护理时长后，入院人数呈现上涨趋势，但是收益有所下降。②序号4~6，序号4在增加了第二类患者的护理时长后，入院人数和收益均有所增加；序号6在减少了第二类患者的护理时长后，入院人数不变，但是收益小幅下降。③序号7~9，序号7增加了第三类患者的护理时长后，收益和入院人数均有所增加；序号9减少了第三类患者的护理时长后，收益和入院人数均有增加。

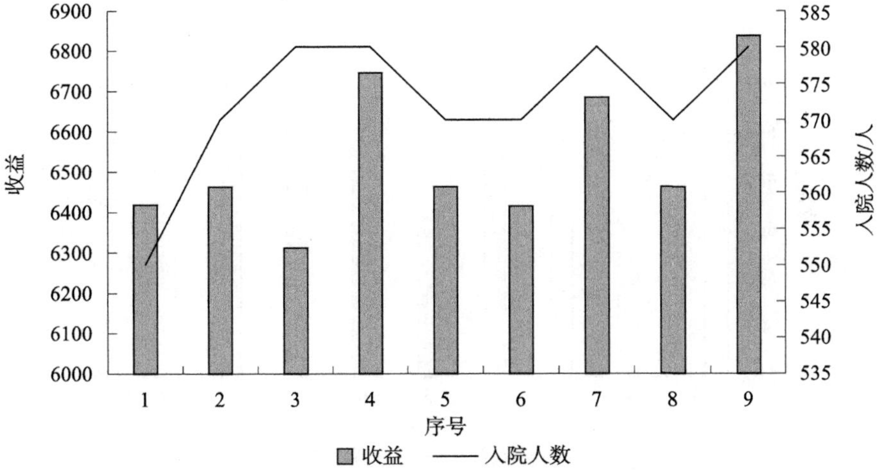

图 4－5　不同类型患者的护理单位资源消耗变化对结果的影响

2. 每类患者的入院比例对结果的影响

每类患者的入院比例是通过控制参数 α_i 和 β_i 进行约束的。通过给出不同情景下的上下限，探索不同的入院比例对结果的影响程度。表 4－3 所列为在其他参数保持不变的条件下，α_i 和 β_i 的变化情况，以此为输入，进行灵敏度分析（见图 4－6）。

表 4－3　不同上下限的输入情况

序号	高（α_1，β_1）	中（α_2，β_2）	低（α_3，β_3）
1	(0.5，0.9)	(0.1，0.2)	(0，0.1)
2	(0.5，0.8)	(0.1，0.2)	(0，0.1)
3	(0.5，0.7)	(0.1，0.2)	(0，0.1)
4	(0.6，0.7)	(0.1，0.2)	(0，0.1)
5	(0.4，0.7)	(0.1，0.2)	(0，0.1)
6	(0.5，0.7)	(0.1，0.4)	(0，0.1)
7	(0.5，0.7)	(0.1，0.3)	(0，0.1)
8	(0.5，0.7)	(0.1，0.2)	(0，0.2)
9	(0.5，0.7)	(0.1，0.3)	(0.05，0.1)

注：序号 3 是模型的基准参数。

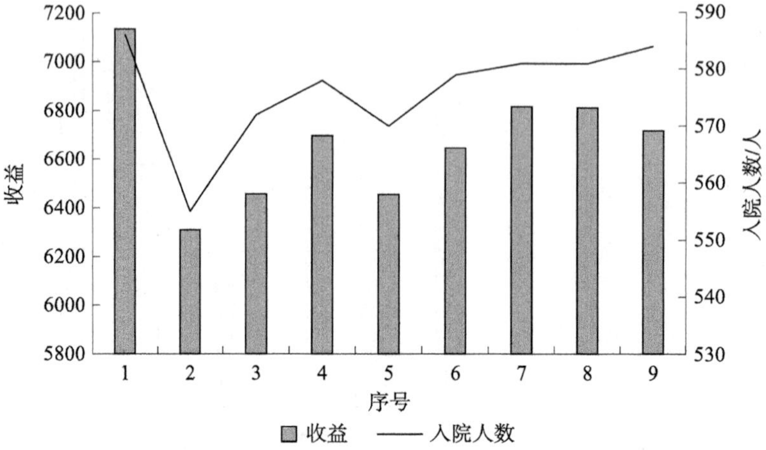

图 4－6　不同入院比例下的收益和入院人数情况

3. 入院优先级得分对结果的影响

患者的优先级得分是影响患者入院的重要因素，通过给出一个最低的平均优先级得分来约束整个医院收治患者的入院等级。为了分析该参数对优化结果的影响，我们分两种情况进行讨论：①在现有基础上改变约束条件（4－5）中的入院优先级得分；②去掉约束条件（4－3）和约束条件（4－4）入院人数比例的约束来讨论单纯由优先级得分变化所引起的结果变化，分别如图 4－7 和图 4－8 所示。

如图 4－7 所示，当改变平均优先级得分时，以得分 7 为分界线，得分在 1～7 之间时，收益和入院人数呈波动下降，这意味着医院采取了较为严格的患者入院策略，通过对优先级进行控制来严格限制患者的等级，此时的结果是与约束条件（4－3）和约束条件（4－4）共同作用的结果，因为它们已经对每类患者进行了较强的约束。本章设置的初始百分比是（0.5，0.7）、（0.1，0.2）和（0，0.1），当优先级得分超过 7 分时，与入院比例的上限冲突，因此此时的模型无解。

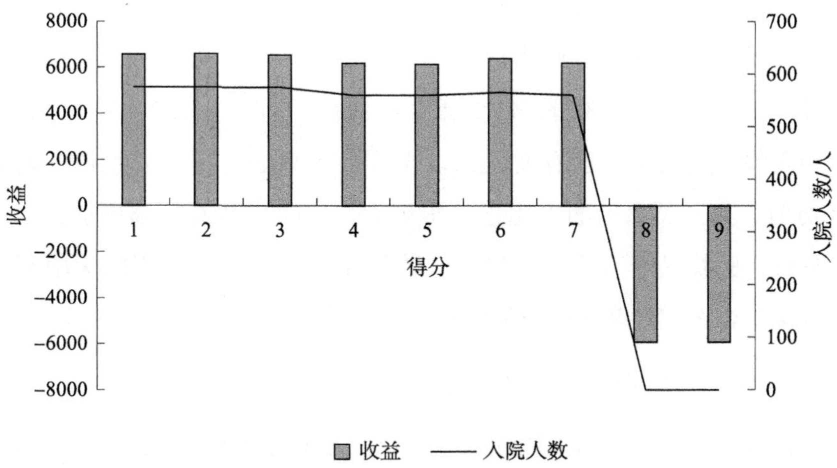

图 4 −7　入院优先级得分对结果的影响

如图 4 −8 所示，为了更好地了解优先级得分对模型结果的影响，去掉约束条件（4 −3）和约束条件（4 −4）之后，再次进行数值实验，结果发现：①由于没有对每类患者实施较强的比例约束，因此总体来看，收益和入院人数都有所提高，且因为第一类患者的单位收益最大，因此模型更加倾向于收治第一类患者，此时占比可到 99%。②随着优先级约束的下限逐

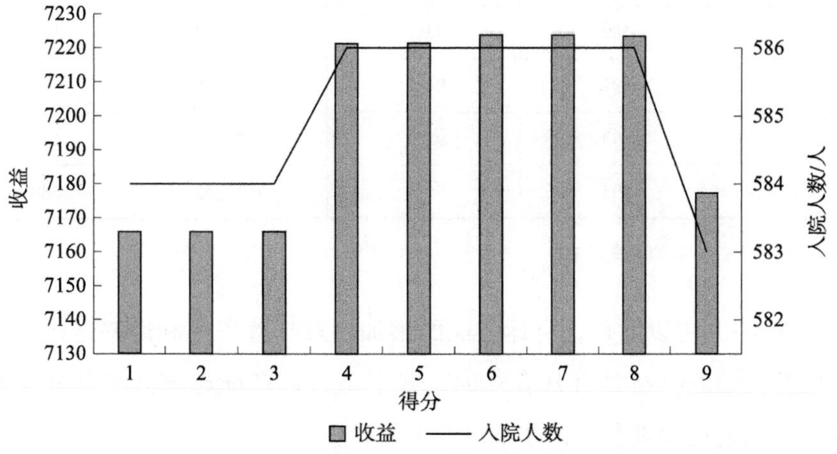

图 4 −8　入院优先级得分对结果的影响（去掉比例约束后）

步提高，第一类患者的入院人数比重逐渐增大，当要求入院患者的平均优先级得分最少是9分时，此时入院患者全部是第一类患者，占据全部入院份额。具体来说，3分和8分是较为重要的阈值，当得分取1～3分时，此时收益和入院人数的结果没有变化；以3分为分界线，当优先级得分增大至4～8分时，第一类患者的占比进一步增大，此时收益有小幅增加；当增大到9分时，医院只收治第一类患者。③优先级得分的设置不能无限制地增大，应该结合医院的现实情况酌情设置。

4. 目标产能的调整对结果的影响

对目标产能进行不同数值的探索，以此来观察不同产能对结果的影响。表4－4中序号1～7所代表的情况分别是资源利用率为90%、91%、92%、93%、94%、95%、96%时的最优解。

表4－4　不同目标产能下的结果对比

序号	目标产能	资源利用率	目标值	入院人数/人
1	183	90%	6462.40	570
2	185	91%	6623.65	580
3	187	92%	6551.65	580
4	189	93%	6513.80	580
5	191	94%	5716.15	540
6	193	95%	6248.50	570
7	195	96%	6370.45	580

注：序号1是模型的基准参数。

由图4－9可以发现，目标产能的增加，意味着资源利用率是相对增加的，此时医院的收益是有升有降的，并不是目标产能越多效果越好，而是需要对资源进行合理利用，才不会产生闲置。

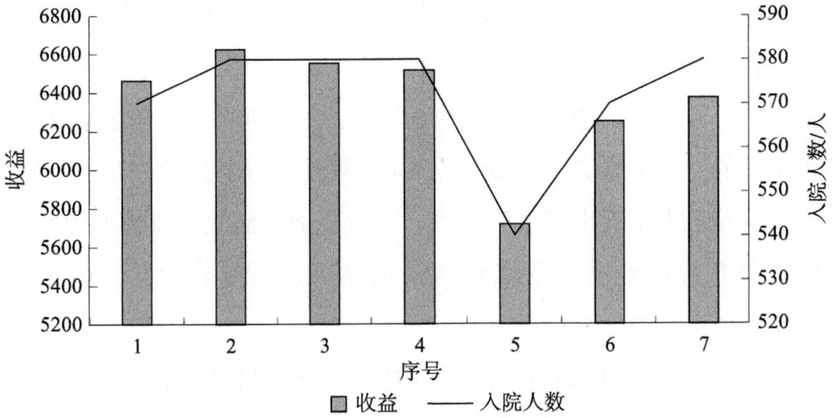

图 4－9　不同目标产能下的收益和入院人数情况

4.3.4　模型对比分析

为了更好地验证本研究模型的有效性，首先，将本章所提出的模型Ⅰ与模型Ⅱ进行比较分析。模型Ⅱ是去掉模型Ⅰ中的优先级上下限比例约束和最低得分约束后的简化模型，此时的模型Ⅱ相当于不考虑优先级的模型，模型Ⅰ和模型Ⅱ的细节对比见表 4－5。

表 4－5　模型Ⅰ和模型Ⅱ的细节对比

模型	模型目标函数	模型约束条件	区别
模型Ⅰ	式（4－1）	式（4－2）~式（4－16）	考虑优先级约束
模型Ⅱ	式（4－1）	式（4－2）、式（4－6）~式（4－16）	不考虑优先级约束，参数设置不考虑优先级性质

模型Ⅱ剔除了周期内对每类患者入院比例的约束以及对患者优先级得分的约束，且每类患者的住院时长及收益均做同质化处理，因此其本质上是一个不考虑优先级的患者入院计划模型。然后，基于第 3 章得到的患者入

院概率输出结果，通过 H 医院的历史数据计算得到三类患者的入院比例，即可拟合得到一个数据驱动的理想的患者入院计划。模型Ⅱ相当于模型Ⅰ结果的下限，而基于历史数据和数据驱动方法得到的理想的患者入院计划则是模型Ⅰ的一个最优方案。我们分别将模型Ⅰ与上界值和下界值进行对比分析，来验证本章提出模型的优势，以此更加全面地比较模型的有效性。

将模型Ⅱ与模型Ⅰ下的三种情景的结果进行综合对比，由表 4－6、图 4－10 和图 4－11 可知：

（1）入院人数：在没有优先级的约束下，模型Ⅱ的入院人数是 570 人，模型Ⅰ在情景 1、情景 2 和情景 3 下的入院人数分别是 586 人、583 人和 580 人。情景 1 的入院人数占比分别为 89. 76%、10. 07%、0. 17%；情景 2 的入院人数占比分别为 69. 64%、29. 33%、1. 03%；情景 3 的入院人数占比分别为 70. 00%、20. 00%、10. 00%。

（2）目标函数：在没有优先级的约束下，模型Ⅱ的目标函数值（收益）是 6462. 4，模型Ⅰ在三种情景下的目标函数值（收益）分别是 7138. 10、6815. 55 和 6673. 95。

（3）患者入院情况：模型Ⅰ区分了不同类型患者，以情景 3 为例，每天每类患者的入院情况如图 4－11 所示。模型Ⅰ假设医院在初始状态为空的情况下收治患者，因为受到患者入院比例的约束，图 4－11 中所示的三类患者的入院曲线是严格按照约束条件绘制的。模型Ⅱ由于不区分患者类型，因此只用一条独立的曲线表示每天入院人数。

表 4－6　模型Ⅰ三种情景下的参数及结果

情景	三类患者占比（α_i，β_i）			收益	入院人数/人	三类患者占比		
1	（0.5，0.9）	（0.1，0.2）	（0，0.1）	7138. 10	586	89. 76%	10. 07%	0. 17%
2	（0.5，0.7）	（0.1，0.3）	（0，0.1）	6815. 55	583	69. 64%	29. 33%	1. 03%
3	（0.5，0.7）	（0.1，0.3）	（0.05，0.1）	6673. 95	580	70. 00%	20. 00%	10. 00%

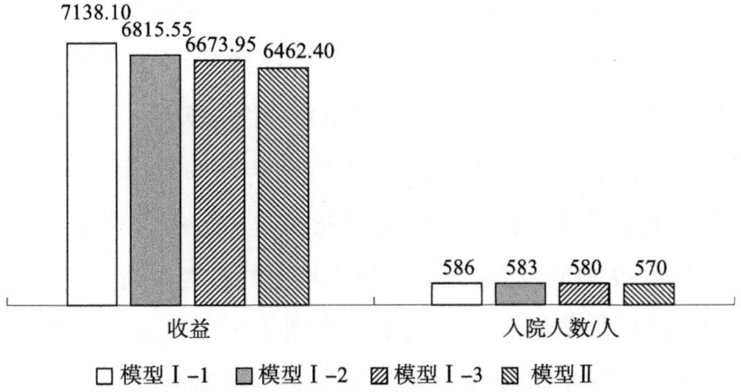

图 4－10　模型Ⅰ和模型Ⅱ的结果对比

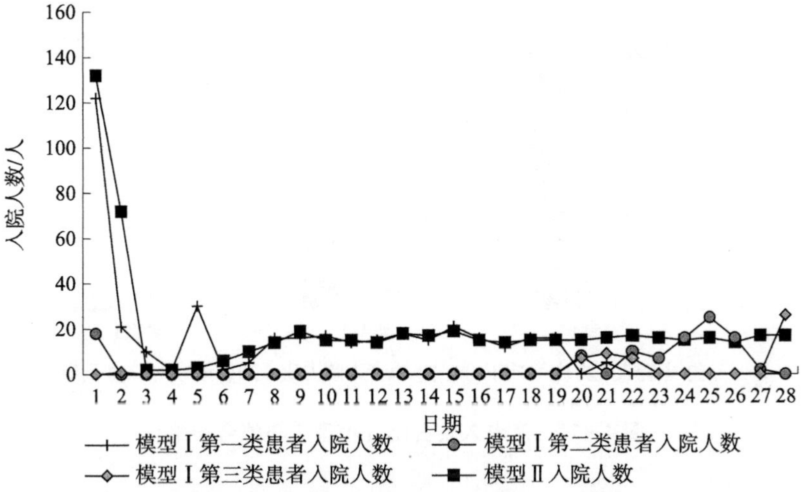

图 4－11　模型Ⅰ和模型Ⅱ的患者入院情况

由上述图表可知，模型Ⅱ没有优先级约束，因此没有区分患者类型，可以理解为医院按照先来先服务的顺序收治患者。由于模型Ⅰ的患者是不同类型的，每类患者消耗的资源不同，因此可以通过调整每类患者的入院比例来实现医院的既定目标。我们发现模型Ⅰ在三种情景下的入院人数和收益均优于不考虑优先级的模型Ⅱ。

根据第 3 章的机器学习分类方法，可以获得呼吸内科历史数据中对应的每位患者的入院概率，根据这一概率划分患者类型，依次得到三类患者的入院比例。正如第 4. 1 节描述的，第一类患者的入院概率 $P \in [0.8, 1]$，第二类患者的入院概率 $P \in (0.5, 0.8)$，第三类患者的入院概率 $P \in [0, 0.5]$。对历史数据中的等候患者信息重新划分优先级后，我们分别计算了 3 年内患者占比情况，以及随机选择了 2016 年 7 月的数据计算得到三类患者的入院情况。最后通过计算得到给定优先级约束下的模型 I 的患者入院组合情况，如图 4 – 12 所示。可见，模型 I 给出的患者入院计划非常接近通过历史数据拟合得到的结果。结果表明，模型 I 可以通过调整优先级约束等参数实现对患者入院组合及入院人数的优化，帮助医院制定不同时期和不同目标下的患者入院决策。

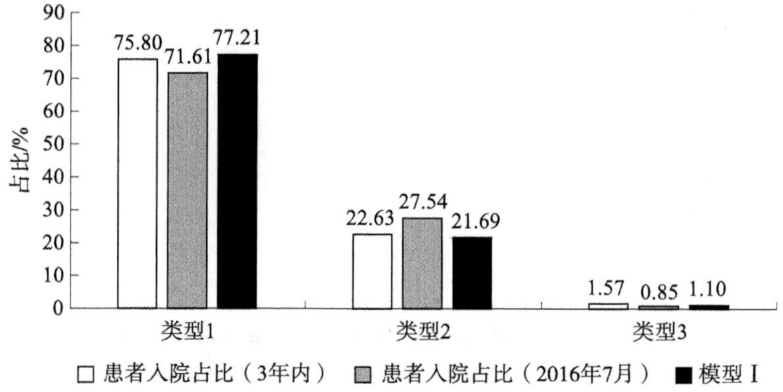

图 4 – 12　患者入院占比（模型 I 与拟合结果）

模型 I 的患者构成更加符合大型综合医院的定位，即收治的大部分患者为第一类患者，收治的小部分患者为第三类患者；模型 II 更适合对患者类型不敏感的基层医院或社区医院。

4. 4　本章小结

患者的病例组合优化已经成为医院管理的重要工具，通过对不同类型的患者进行入院计划安排，可以有效地指导日常操作层面的患者入院调度。本章探讨一定规划周期内，医院在医疗资源产能有限的情况下，当面临不同类型患者时（同类型患者具有相似的医疗资源消耗），如何通过病例组合优化来获得最佳的入院计划，以实现特定的资源利用目标，从而使收益最大化。本章的主要结论如下。

（1）医疗资源的消耗会引起入院人数和收益的变化，应制定合理的资源消耗决策，避免资源利用不足或超额使用。

（2）入院比例和优先级得分是重要的约束条件，医院管理者应确定合理的上下限比例和优先级得分。

（3）模型Ⅰ可以通过调整优先级的参数来满足不同目标和情景下的最优产出，因此不考虑优先级的模型Ⅱ相比于模型Ⅰ，其收益和入院人数均低于模型Ⅰ，且模型Ⅰ可以获得与现实情况非常相近的患者组合。

通过本章的研究可以得到以下启示：患者入院人数和收益目标之间存在一定的权衡，医院如果希望入院人数越多越好，则需要收治更多的第三类患者，同时牺牲第一类患者的名额。因为第一类患者占用的医疗资源更多，虽然其单位收益比其他类型患者多，但是由于第三类患者往往占用的病床和护理资源更少，其周转率更高，同一时间内可以收治更多的第三类患者，因此同一时间内，相比于收治第一类患者，收治第三类患者创造的收益更多。但对于大型综合医院而言，收益不仅包含经济方面的考量，也需要综合考虑患者对医院科研和学科发展等多方面的价值。因此，对于大型综合医院而言，并不是收益越多越好，而是在保证一定收益的情况下，确定不同类型患者合理的收治比例，以保证优质医疗资源与最有需求的患者相匹配。

第 5 章

考虑环境因素的急诊与择期患者病床产能分配策略研究

本书第 4 章从静态模型（基于“给急诊患者预留出部分产能”的假设）和战术层面展开患者入院计划研究。但是现实情况是，急诊患者的到达具有不确定性和随机性，并且有些病种由于受到外部环境的刺激，急诊患者的到达量具有较强的季节性，如流感暴发时，患者量激增；空气污染严重时，呼吸系统疾病患者的门诊量和入院量显著增加。在理论界，已有研究指出门诊患者的需求随着时间（星期、月、小时）的不同而发生变化。因此，当急诊患者的比例很高，且他们的到达模式受到季节的影响而不稳定时，就会产生一个新的问题，即如何优化医疗系统的产能以适应随机到达的患者。Rising 等是最早将随机到达患者的季节性引入患者和医生的调度问题研究中的，近年来已有部分学者对当存在具有季节性的随机到达患者时，如何对门诊系统的产能分配展开研究。但是考虑季节性急诊患者因素的入院系统产能分配和调度的研究几乎没有。因此，本章旨在进一步探索，在急诊患者的到达量随机的情景下，不同环境因素下的急诊患者和择期患者的病床产能分配和调度问题。环境因素主要由急诊患者占比、病床利用率和季节效应指数来刻画。计算机仿真模拟适用于环境复杂的系统，与数学模型相比，不需要太严格的假设，且对患者所需的服务时间等没有过多的限制，也不像排队论方法要求系统可以达到稳态，即设备的服务率必须大于患者的到达率。计算机模拟采用的仿真规则更贴近实际，如前所述的实际情况在仿真建模时均可考虑进去。

基于以上考虑，本章拟采用 H 医院入院服务中心的数据，建立计算机仿真模型，利用 MATLAB 软件模拟仿真模型流程，考虑不同急诊患者占比、病床利用率和季节效应指数下两类患者间的病床产能分配和入院调度，开展病床调度策略的仿真研究。本章在基准策略（不考虑季节效应）下，基于根据患者的到达情况所设定的仿真参数开展调度策略仿真研究，探讨在急诊患者占比不同情景下的病床调度决策；在考虑季节效应的调节作用下，进一步探索季节效应、病床利用率和急诊患者占比与服务指标之间的关系，以及不同环境因素下入院系统的最佳调度策略。最后通过仿真实例验证数学模型的可靠性、有效性和现实性，对医院的患者入院调度有一定的借鉴作用。

5.1 问题描述

5.1.1 研究问题

当患者到达医院时，本章根据患者来源将其分为急诊患者和择期患者。对于急诊患者而言，会有医护人员做出判断，如果急需入院则立即安排床位，无须入院的患者待检查后自行离院；对于择期患者而言，如果当天有空闲床位，则可立即安排他们入院进行后续诊疗，如果当天没有空闲床位，择期患者就会在院外等候，直到有床位后再入院。住院患者离院后释放出的床位就是第二天的可用病床产能，当新的患者到达后，系统会根据释放出的床位数和患者到达情况重新分配病床。根据患者入院流程，本研究旨在分析入院系统设计中的两个决策点：①确定病床产能分配规则：当已知某一固定病床产能时，医院如何给急诊患者和择期患者预留床位；②患者调度规则，即确定给患者安排病床的调度问题。

本研究设计了一个完全集成的仿真模型，对患者入院流程进行仿真模拟，通过仿真实现患者入院系统的优化，如图 5－1 所示。

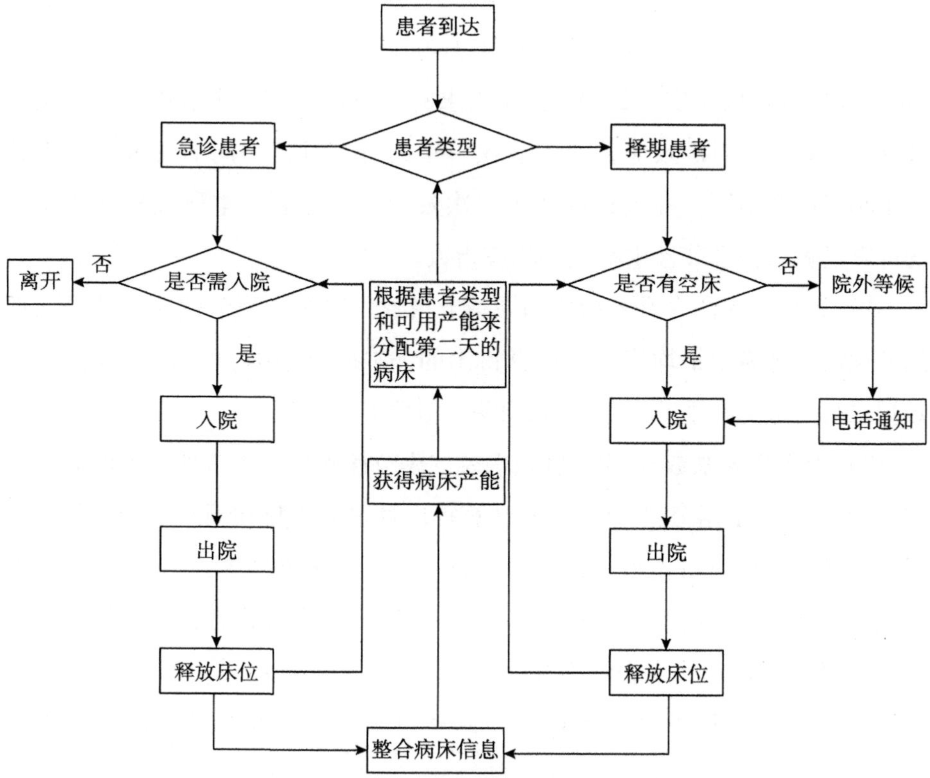

图 5－1　急诊患者和择期患者入院病床产能分配和调度流程

5.1.2　环境因素

本研究所指的环境因素是指急诊患者占比、病床利用率、季节效应指数（季节性水平）。

（1）急诊患者占比 P_w，是指每天入院患者需求中急诊患者需求占总需求的百分比。

（2）病床利用率 ρ，是指实际使用的病床占病床总产能的百分比。例如，已知可用病床产能是 30 张，给急诊患者分配 8 张，给择期患者分配 18

张，此时的病床利用率 $\rho=(10+18)/30=93\%$。

（3）季节性水平，是指需求随着月和周的不同而发生变化。Cayirli 和 Gunes（2014）根据实际数据验证了需求的季节性具有三个层次，分别是月效应、周效应和时次效应，即需求在一年的每个月、一周的每天、一天的每个小时内都不同，并且还证实了时次效应最不显著。本研究根据该文献的计算过程求得季节性水平及其相应指数。

1）计算需求的月季节指数和周季节指数。这两个季节效应指数是根据周期性需求与需求平均值之比计算得出的，本研究根据 H 医院呼吸内科的数据求得需求的月季节指数 I_i^m 和周季节指数 I_j^w。

2）引入变异系数（CV）度量医院的季节性水平。季节性水平的高低由 CV 值来定义，根据公式 $CV=\sigma/\mu$ 计算得出月季节指数和周季节指数的变异系数，通过该系数量化科室的季节性水平高低。根据文献定义，可以根据医院的实际数据求出需求的月季节指数 I_i^m 和周季节指数 I_j^w，然后构造一个 $m\times n$ 矩阵的需求网格来表示季节性需求模式，其中 m 指一周的工作日数量，n 指 12 个月，医院可以创建自己的调整策略，以匹配观察到的特定需求模式。

3）根据上述步骤分别计算 H 医院呼吸内科 2015 年和 2016 年的季节性水平，发现两年的季节模型不一样（见表 5－1）。Cayirli 等（2019）指出，私立医院和公立医院因为其需求不同，所以其季节性水平也不同，并且同一医院的不同科室也存在不同的季节性水平。

4）根据月季节指数 I_i^m 和周季节指数 I_j^w 计算第 t 天的日季节指数 I_t，$t=1, 2, \cdots, T$。它是月季节指数 I_i^m 和周季节指数 I_j^w 乘积的组合系数。以表 5－1 中的数据为例，假设医院一周工作 5 天，规划周期是 12 个月，则仿真日期有 365 天（$t=1, 2, \cdots, 365$），当季节性水平低时，1 月份的周三的日季节指数（对应仿真日期 $t=3$）$I_3=I_1^m I_3^w=1.03\times1.31=1.35$（当 $i=1$，$j=3$ 时），其中 1.03 指 1 月份的患者百分比数，1.31 指周三的患者百分比数。

表 5－1　呼吸内科的季节性水平（低水平和高水平）

季节性水平低				季节性水平高			
月份	I_i^m	周	I_j^w	月份	I_i^m	周	I_j^w
1	103%	一	151%	1	122%	一	154%
2	100%	二	141%	2	80%	二	151%
3	108%	三	131%	3	114%	三	134%
4	96%	四	134%	4	108%	四	128%
5	105%	五	95%	5	90%	五	85%
6	102%			6	92%		
7	93%			7	90%		
8	91%			8	98%		
9	91%			9	99%		
10	92%			10	98%		
11	109%			11	93%		
12	110%			12	116%		
$CV=0.07$		$CV=0.16$		$CV=0.13$		$CV=0.21$	

5.2　仿真模型实验设计

本节对仿真模型实验设计进行介绍，并对仿真模型涉及的参数、衡量指标和仿真流程进行说明。

5.2.1　仿真模型假设

本小节提出如下假设：

1）患者到达服从泊松分布。

2）患者住院时长服从指数分布。

3）同优先级类型患者中，服从先到先服务的入院规则。

4）不考虑爽约等因素，认为患者准时到达。

5）医院的初始状态为空。

5.2.2 仿真模型参数

仿真模型的数据来自H医院呼吸内科2016年1月1日—12月31日在入院服务中心产生的入院登记数据。本小节对仿真模型参数进行介绍。

1. 主要参数

（1）N为可用总产能（总床位数）。

（2）λ为到达率（到达率指某个时间段内的到达量，此处时间单位是“年”），其中λ_w表示急诊患者年平均到达量，λ_s表示择期患者年平均到达量。

（3）P_w为总需求中的急诊患者占比，即$P_w = \lambda_w / (\lambda_w + \lambda_s)$。

（4）ρ为病床平均利用率或需求负荷，$\rho = (\lambda_w + \lambda_s) / T \leq 1$。

（5）I_t为第t天的日季节指数，$t = 1, 2, \cdots, T$，$I_t = I_i^m \times I_j^w$。

（6）给定年平均到达量后，急诊患者和择期患者的到达率（时间单位是“天”）和日季节指数的关系如下：

$$\lambda^t = \lambda I_t = \lambda I_i^m I_j^w \quad t = 1, 2, \cdots, T \tag{5-1}$$

由此得到：

①急诊患者的到达率（时间单位是“天”）与日季节指数的关系如下：

$$\lambda_w^t = \lambda_w I_t = \rho P_w T I_t \tag{5-2}$$

②择期患者的到达率（时间单位是“天”）与日季节指数的关系如下：

$$\lambda_s^t = \lambda_s I_t = \rho (1 - P_w) T I_t \tag{5-3}$$

（7）γ为调节因子。

2. 决策变量

（1）R_t为急诊患者每日预留产能，其规则如下：

$$R_t = P_w T I_t \gamma = \frac{\lambda_w^t}{\rho}\gamma = \frac{\lambda_w I_t}{\rho}\gamma$$

其中给急诊患者预留的产能可用 γ 进行调节。

（2）E_t 为分配给择期患者的床位数，$E_t = N - R_t$。

3. 衡量指标/输出指标

仿真模型的输出指标设计为每日产能、每日服务患者人数。

（1）Capacity：每天分配给急诊患者和择期患者的病床数。

（2）SerPatiNum：每天得到服务的患者人数。

基于上述参数表示，实验设计方案及其参数设置见表5-2。

表5-2　实验设计方案及其参数设置

参数	水平	说明
Ⅰ环境因素		
急诊患者占比 P_w	30%，60%	急诊患者占入院患者的比例
季节性水平 SL	高（0.13、0.21）	I_i^m = 122%—80%—114%—108%—90%—92%—90%—98%—99%—98%—93%—116%
		I_j^w = 154%—151%—134%—128%—85%
	低（0.07、0.16）	I_i^m = 103%—100%—108%—96%—105%—102%—93%—91%—91%—92%—109%—110%
		I_j^w = 151%—141%—131%—134%—95%
Ⅱ分配规则	通过不同参数进行刻画	
1. 基准策略	没有季节调整发生（*SeasAdj_No*），此时 $I_t = 1$，$\gamma = 1$	
2. 考虑季节因素的策略	分四种情景，取不同 γ 进行策略讨论（$SeasAdj\_SL\_P_w\_\gamma$），此时 I_t 和 γ 共同影响	

5.2.3　仿真模型建立

尽管已经有一些研究提出了一般性的需求季节性问题，特别是随机到达患者的季节性问题，但以往的研究工作仍未能为医院负责需求管理的人员提供通用的指导原则。因此，本研究主要探讨病床的产能分配和入院患者调度这两个问题。针对第一个问题，本研究主要解决急诊患者和择期患者的每日产能分配。针对第二个问题，本研究主要解决应该给患者分配哪张病床。图 5－2 为本研究根据患者入院流程建立的仿真模型逻辑图。

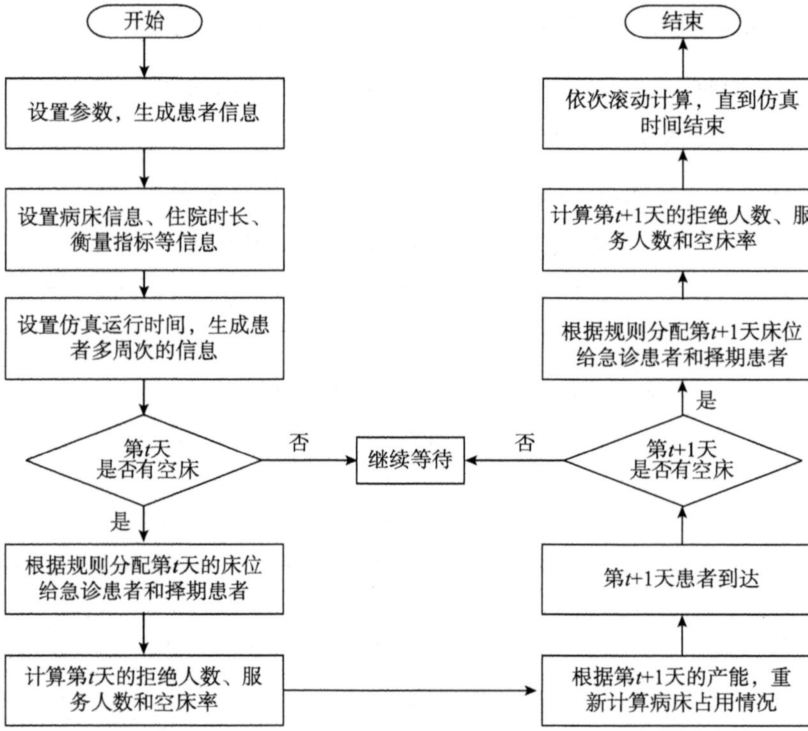

图 5－2　仿真模型逻辑图

5.3　运行结果及分析

本节利用仿真模型计算出急诊患者每日预留产能，再通过设置不同的环境参数和分配规则，得到不同环境参数和分配规则下的最佳的急诊患者每日预留产能，并进行对比分析。本模型结果将为医院的病床管理人员提供决策支持。

5.3.1　不考虑季节调整的基准策略的仿真结果

1. 产能分配情况

本小节假设初始的总床位数是 200 张，对病床的分配情况进行模拟，讨论在基准策略下急诊患者和择期患者的预留产能结果。基准策略是指不考虑季节调整因素的策略，根据实验设计，基准策略下的急诊患者每日预留产能 $R_t = P_w T$（此时 $I_t = 1$，$\gamma = 1$）。

图 5 - 3 所示为急诊患者占比为 30% 的情况下的产能分配情况，仿真模型在第一天从 200 张床数开始分配，大约经过一周的时间，病床的使用逐步接近实际状态。运行至第二周以后，模型的仿真结果接近实际值，病床的滚动开始维持在一个较为平稳的状态。可以发现，模型一直遵循给定的规则来分配床位。如第 13 天，总产能是 21 张，根据分配规则预留出 30% 的产能给急诊患者，即 7 张病床给急诊患者，剩余的给择期患者。

2. 服务人数

在给定急诊患者和择期患者的可用产能后，实际的服务人数则需要根据患者的实际到达率来计算。图 5 - 4 所示为急诊患者的每日服务人数，本研究对比了五种不同急诊患者占比的服务人数情况，从总体的趋势来说，随着急诊患者占比的增加，服务人数总体也呈增长趋势。图 5 - 5 所示为择期患者的每日服务人数，随着急诊患者占比的增加，择期患者的服务人数减少。

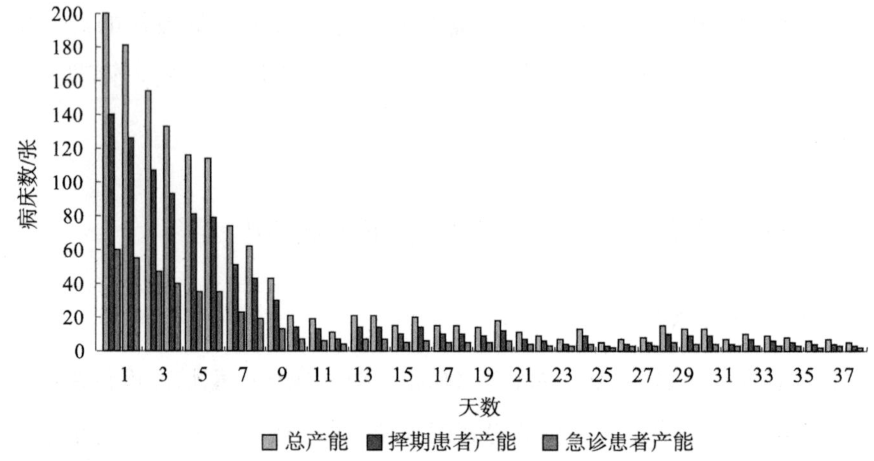

图 5-3　产能分配情况

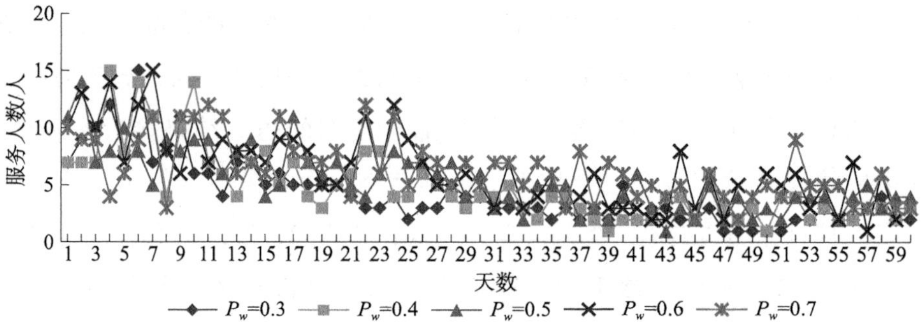

图 5-4　急诊患者的每日服务人数

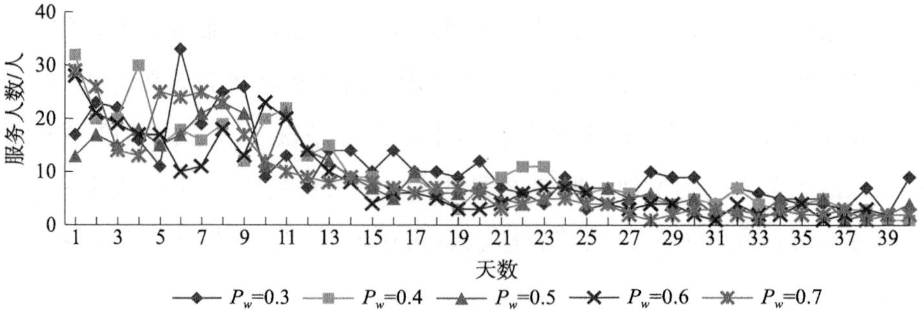

图 5-5　择期患者的每日服务人数

5.3.2　考虑季节调整的策略的仿真结果

引入日季节指数 I_t 和调节因子 γ 后，最佳分配策略会根据季节性水平的组合模式（包括每月和每周的变化）来调节预留产能，急诊患者每日预留产能 $R_t = P_w T I_t \gamma$。本研究模拟以下四种情景：情景 1，$Seas$ = 高，P_w = 30%；情景 2，$Seas$ = 高，P_w = 70%；情景 3，$Seas$ = 低，P_w = 30%；情景 4，$Seas$ = 低，P_w = 70%，并对仿真结果进行讨论。在进行讨论时，还需要确定 γ 的取值范围，为了保证预留的床位数不超过最大可用产能，这里需要给定 $P_w T I_t \gamma \leqslant 1$，可得 $\gamma \leqslant 1/(P_w T I_t)$。不同情景下的参数设置和策略讨论见表 5－3。

表 5－3　不同情景下的参数设置和策略讨论

情景	参数设置	γ 最大取值	策略
情景 1	$Seas$ = 高，P_w = 30%	1.78	$\gamma = 1.7$ $\gamma = 1.6$ $\gamma = 0.7$
情景 2	$Seas$ = 高，P_w = 70%	0.76	$\gamma = 0.7$ $\gamma = 0.6$ $\gamma = 0.5$
情景 3	$Seas$ = 低，P_w = 30%	2.00	$\gamma = 2.0$ $\gamma = 1.8$ $\gamma = 0.7$
情景 4	$Seas$ = 低，P_w = 70%	0.92	$\gamma = 0.9$ $\gamma = 0.8$ $\gamma = 0.7$

注：本研究根据参数对策略进行命名，如 *SeasAdj* 高_30%_1.7，表示季节性水平高，急诊患者占比为 30%，γ 取值为 1.7 的策略。

1. 情景 1 下不同策略的结果（$\gamma = 1.7$ 和 $\gamma = 1.6$）

情景 1 是指季节性水平高，急诊患者占比为 30% 的情况。本研究通过计算得到情景 1 下 γ 最大取值为 1.78，因此对策略 *SeasAdj* 高_30%_1.7 和 *SeasAdj* 高_30%_1.6 下的产能分配情况和服务人数情况进行分析讨论。由于本研究模型需要运行 1～2 周时间才能接近实际病床滚动的情况，因此以第二周至第五周为期一个月的数据为例展开分析。

图 5－6 所示为情景 1 下的急诊患者和择期患者的产能分配情况。①对于急诊患者而言，随着 γ 取值的减小，分配到的产能也随之减少。②对于择期患者而言，随着 γ 取值的减小，分配给急诊患者的产能减少，因此分配给择期患者的产能有所增加。③随着 γ 取值的减小，择期患者和急诊患者之间的产能分配越来越均衡。

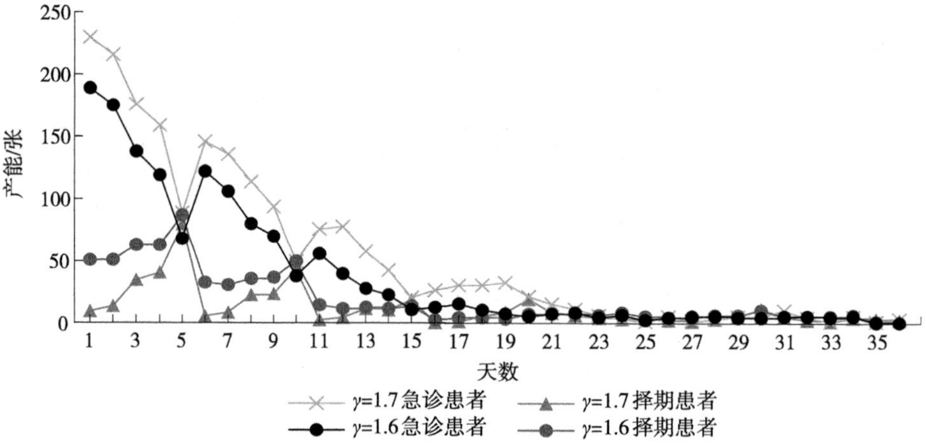

图 5－6　情景 1 下的急诊患者和择期患者的产能分配情况

图 5－7 所示为情景 1 下的急诊患者和择期患者的服务人数情况。由于服务人数受到每天到达人数的影响，因此浮动较为不规律。①对于急诊患者而言，随着 γ 取值的减小，服务人数略有减少，但是差别不太显著。②对于择期患者而言，随着 γ 取值的减小，服务人数略有增加。这主要是因为分配给急诊患者的产能有所减少，择期患者的产能有所增加，因此择期患者的服务人数也增多了。

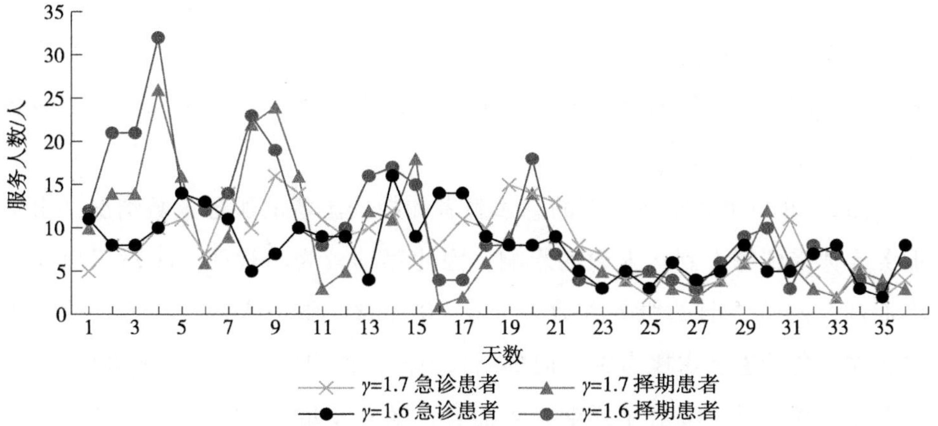

图 5－7　情景 1 下的急诊患者和择期患者的服务人数情况

2. 情景 2 下不同策略的结果（$\gamma=0.7$ 和 $\gamma=0.6$）

情景 2 是指季节性水平高，急诊患者占比为 70% 的情况。本研究通过计算得到情景 2 下 γ 最大取值为 0.76，因此对策略 *SeasAdj* 高_70%_0.7 和 *SeasAdj* 高_70%_0.6 下的产能分配情况和服务人数情况进行分析讨论。

图 5－8 所示为情景 2 下的急诊患者和择期患者的产能分配情况。①对于急诊患者而言，随着 γ 取值的减小，分配到的产能也随之减少。②对于

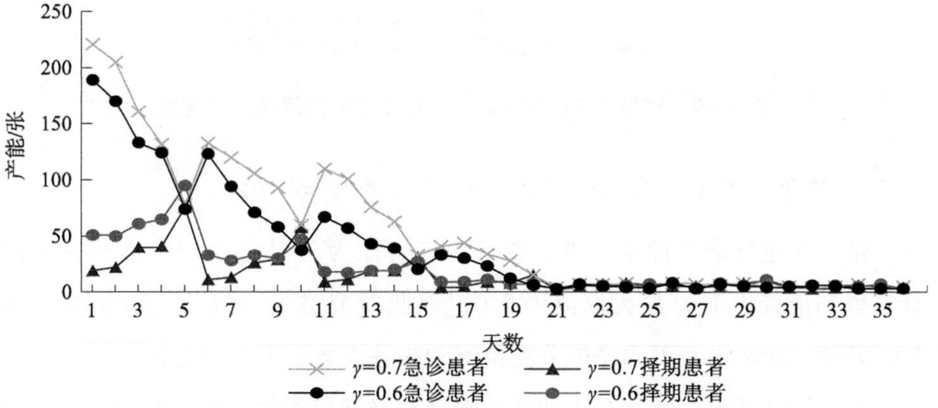

图 5－8　情景 2 下的急诊患者和择期患者的产能分配情况

择期患者而言，随着 γ 取值的减小，分配给急诊患者的产能减少，因此分配给择期患者的产能有所增加。③随着 γ 取值的减小，择期患者和急诊患者之间的产能分配越来越均衡，$\gamma=0.7$ 时的急诊患者和择期患者的产能差明显大于 $\gamma=0.6$ 时。

图 5-9 所示为情景 2 下的急诊患者和择期患者的服务人数情况。由于服务人数受到每天到达人数的影响，因此浮动较为不规律。①对于急诊患者而言，$\gamma=0.6$ 时的服务人数少于 $\gamma=0.7$ 时的服务人数，且差别较为明显，这与急诊患者占比为 30% 时的结果不同，说明急诊患者占比越大，γ 的调节作用越明显。②对于择期患者而言，随着 γ 取值的减小，服务人数有明显增加。

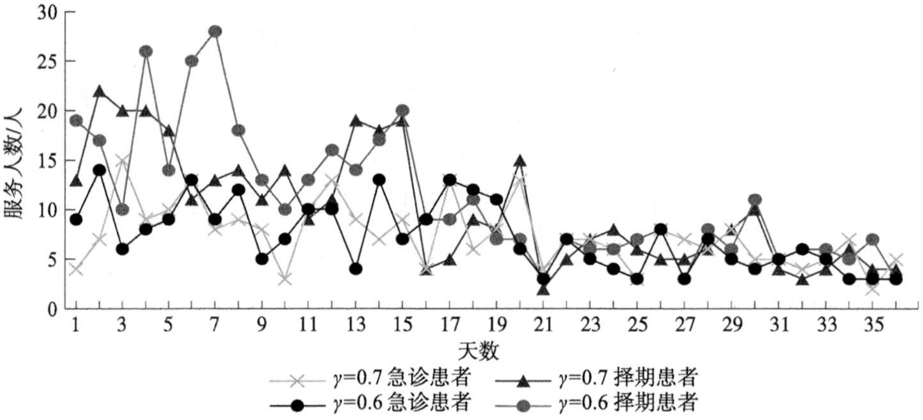

图 5-9 情景 2 下的急诊患者和择期患者的服务人数情况

3. 情景 3 下不同策略的结果（$\gamma=2.0$ 和 $\gamma=1.8$）

情景 3 是指季节性水平低，急诊患者占比为 30% 的情况。本研究通过计算得到情景 3 下 γ 最大取值为 2.0，因此对策略 *SeasAdj* 低_30%_2.0 和 *SeasAdj* 低_30%_1.8 下的产能分配情况和服务人数情况进行分析讨论。

图 5-10 所示为情景 3 下的急诊患者和择期患者的产能分配情况。①对于急诊患者而言，$\gamma=2.0$ 的折线大部分都在 $\gamma=1.8$ 的折线之上，说明随着

γ 取值的减小，分配到的产能也随之减少。②对于择期患者而言，随着 γ 取值的减小，分配给急诊患者的产能减少，因此分配给择期患者的产能有所增加，但是这种差距没有情景 1 和情景 2 明显。③对比 γ 取值相同时，急诊患者和择期患者的产能差距，发现 $\gamma = 2.0$ 时的急诊患者和择期患者的产能只略微大于 $\gamma = 1.8$ 时，相比于情景 1 和情景 2，情景 3 下的产能分配差距并不明显。

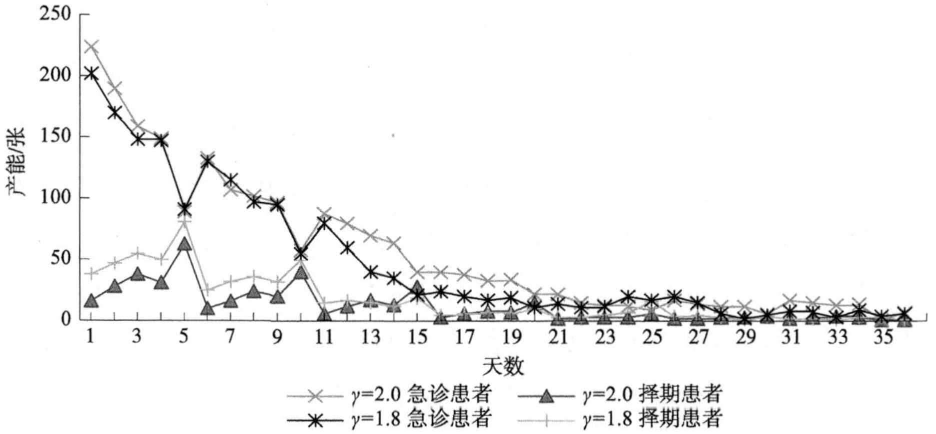

图 5-10　情景 3 下的急诊患者和择期患者的产能分配情况

图 5-11 所示为情景 3 下的急诊患者和择期患者的服务人数情况。①对于急诊患者而言，$\gamma = 1.8$ 的服务人数虽然前期有几天略超 $\gamma = 2.0$ 的服务人数，但是后期大部分时间都是少于 $\gamma = 2.0$ 的情况。②对于择期患者而言，随着 γ 取值的减小，$\gamma = 1.8$ 的服务人数比 $\gamma = 2.0$ 的服务人数略有增加，但是呈现不规则的趋势，因为季节性水平低的时候，月季节效应和周季节效应的差距较小，所以整体的趋势不显著。

4. 情景 4 下不同策略的结果（$\gamma = 0.9$ 和 $\gamma = 0.8$）

情景 4 是指季节性水平低，急诊患者占比为 70% 的情况。本研究通过计算得到情景 4 下 γ 最大取值为 0.92，因此对策略 *SeasAdj* 低_70%_0.9 和 *SeasAdj* 低_70%_0.8 下的产能分配情况和服务人数情况进行分析讨论。

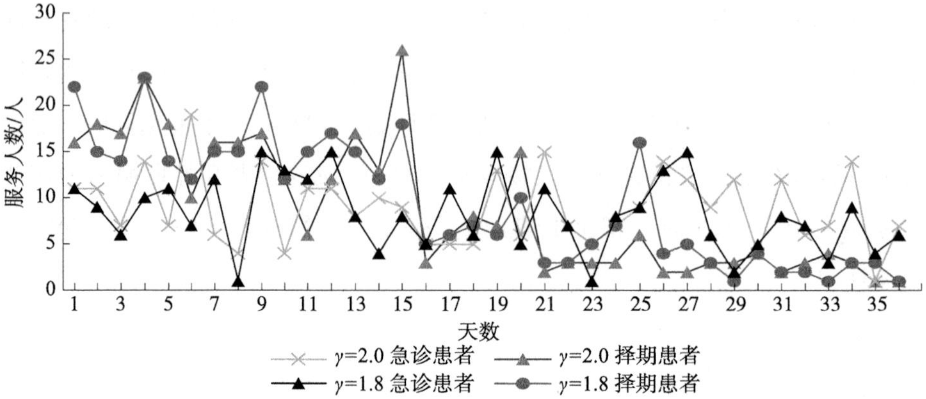

图 5－11　情景 3 下的急诊患者和择期患者的服务人数情况

图 5－12 所示为情景 4 下的急诊患者和择期患者的产能分配情况。①对于急诊患者而言，$\gamma=0.9$ 的折线除个别天外都在 $\gamma=0.8$ 的折线之上，且较为显著，说明随着 γ 取值的减小，分配到的产能也随之减少。②对于择期患者而言，随着 γ 取值的减小，分配给急诊患者的产能减少，因此分配给择期患者的产能有所增加。③$\gamma=0.8$ 时的急诊患者和择期患者的产能差距明显小于 $\gamma=0.9$ 时，这说明随着 γ 取值的减小，择期患者和急诊患者的产能分配越来越均衡。

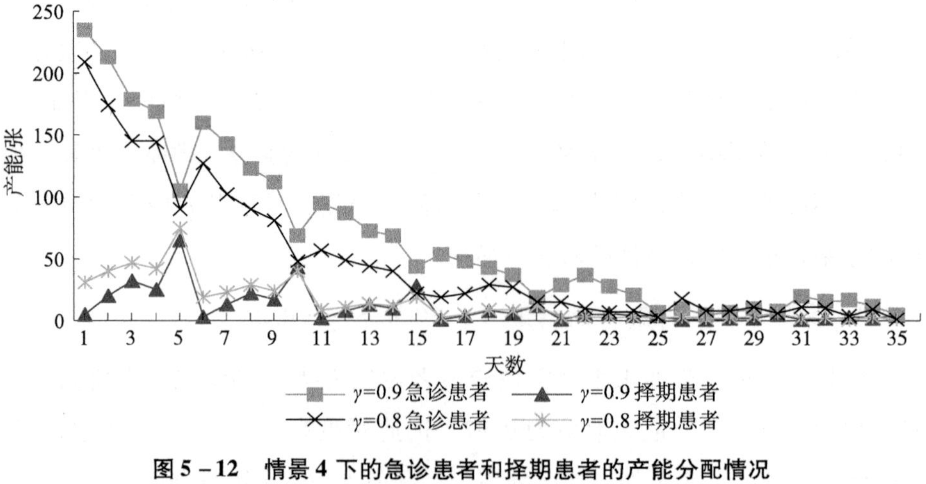

图 5－12　情景 4 下的急诊患者和择期患者的产能分配情况

图 5－13 所示为情景 4 下的急诊患者和择期患者的服务人数情况。①对于急诊患者而言，$\gamma=0.8$ 时的服务人数在第 3 天、第 9 天、第 17 天等明显低于 $\gamma=0.9$ 时的服务人数，但是在第 5 天、第 21 天、第 26 天等却高于 $\gamma=0.9$ 时的服务人数。二者并不存在绝对的超越，这一结果与急诊患者占比为 30% 时存在较大不同。在季节性水平低时和急诊患者占比高的情况下，γ 的调节作用不显著。②对于择期患者而言，$\gamma=0.8$ 时的服务人数大部分时间多于 $\gamma=0.9$ 时的服务人数，且情景 4 的差距比情景 3 的更加显著。

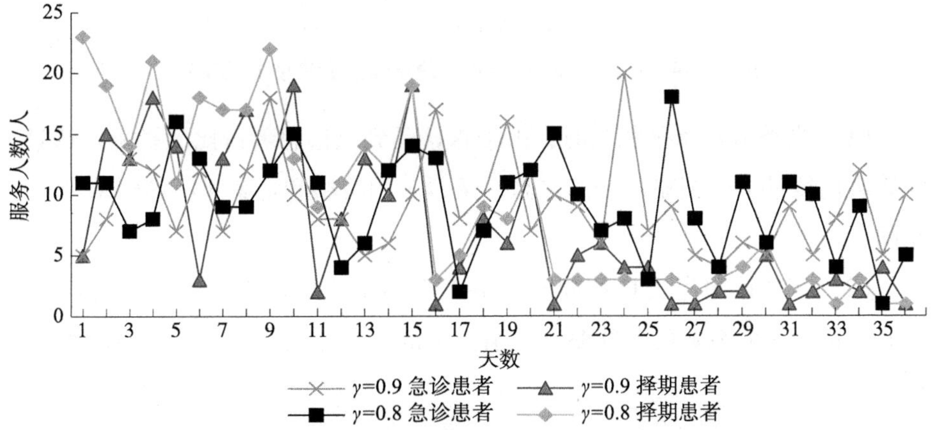

图 5－13　情景 4 下的急诊患者和择期患者的服务人数情况

5.3.3　策略对比

本小节对 γ 取相同值时，不同策略的结果进行对比。下面以 $\gamma=0.7$ 为例，分析不同情景下的结果变化情况。

1. 急诊患者产能

当 γ 取值相同时，会生成 *SeasAdj* 高_30%_0.7、*SeasAdj* 高_70%_0.7、*SeasAdj* 低_30%_0.7、*SeasAdj* 低_70%_0.7 四种策略（见图 5－14），从以下两个方面进行分析。

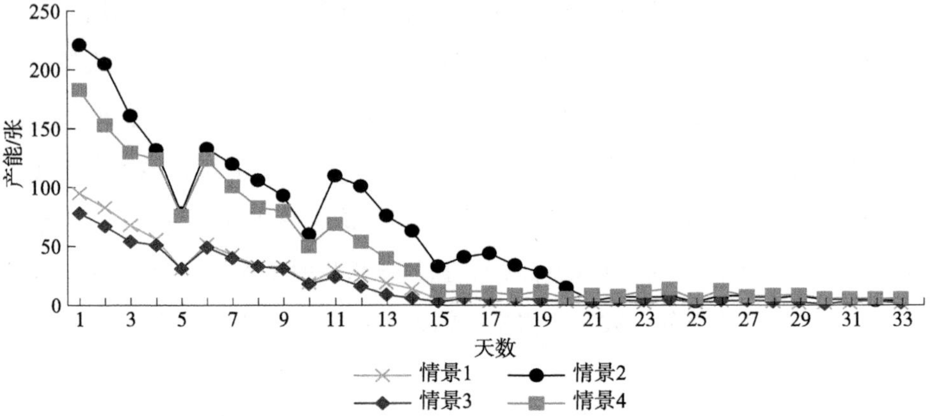

图 5－14　不同情景下 $\gamma=0.7$ 的急诊患者产能分配情况

（1）当季节性水平相同时，由于直接受到急诊患者占比的影响，情景 2 的策略比情景 1 的策略的产能更高，情景 3 的策略和情景 4 的策略结论与之相同。

（2）当急诊患者占比相同时，由于受到季节性水平的影响，情景 1 的策略比情景 3 的策略的产能略高，情景 2 的策略比情景 4 的策略提供的产能更多。

2. 择期患者产能

当 γ 取值相同时，会生成 *SeasAdj* 高_30% _0. 7、*SeasAdj* 高_70% _0. 7、*SeasAdj* 低_30% _0. 7、*SeasAdj* 低_70% _0. 7 四种策略（见图 5－15），从以下两个方面进行分析。

（1）急诊患者占比增大意味着择期患者占比减小，当季节性水平相同时，情景 1 的策略的择期患者产能远高于情景 2 的策略，同理，情景 3 的策略的择期患者产能也高于情景 4 的策略。

（2）当急诊患者占比相同时，受到季节性水平的影响，情景 1 的策略（高水平）的择期患者产能略低于和情景 3 的策略（低水平），情景 2 的策略比情景 4 的策略提供的择期患者产能更少，结论刚好与急诊患者产能情况相反。

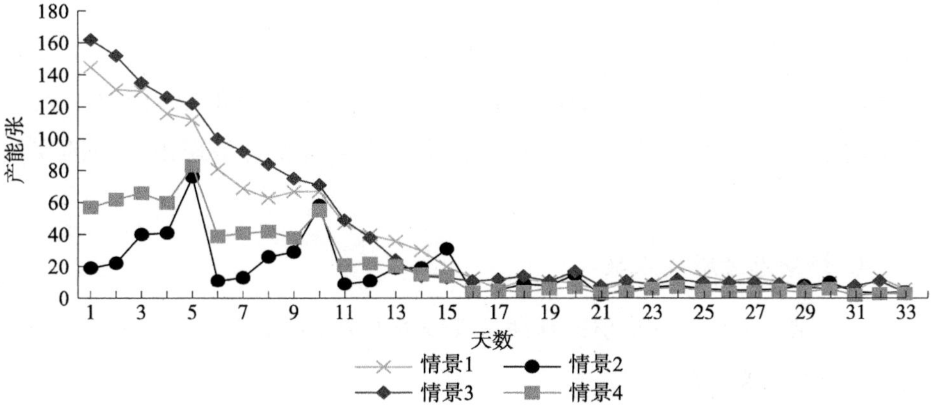

图 5－15　不同情景下 $\gamma=0.7$ 的择期患者产能分配情况

3. 急诊患者服务人数

不同情景下相同 γ 取值的急诊患者服务人数情况如图 5－16 所示，四种策略设置与前文相同。

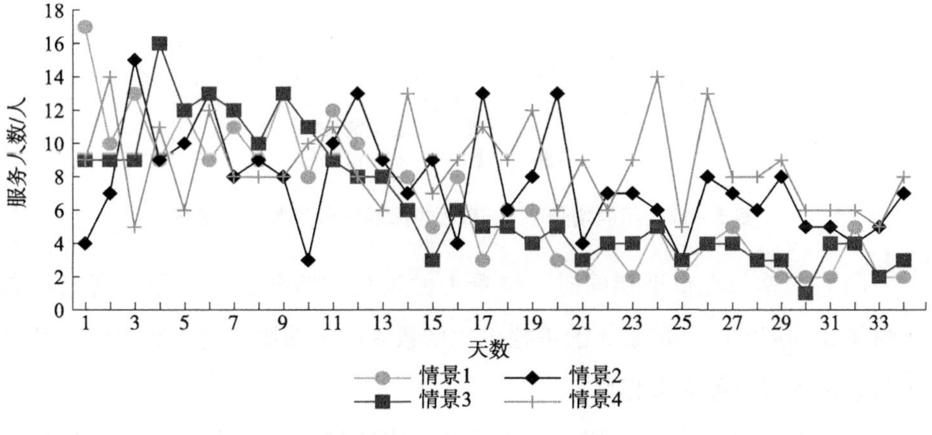

图 5－16　不同情景下 $\gamma=0.7$ 的急诊患者服务人数情况

（1）当季节性水平相同时，由于直接受到急诊患者占比的影响，情景 2 的策略的服务人数大部分情况是高于情景 1 的策略的，同理，情景 4 的策略也比情景 3 的策略服务的人数更多。

（2）当急诊患者占比相同、季节性水平不同时：急诊患者占比为30%时，高水平下的情景1的策略整体上略高于低水平下的情景3的策略；急诊患者占比为70%时，服务人数受到每日急诊患者到达率的影响较大，高水平下的情景2的策略和低水平下的情景4的策略没有呈现出明显的变化趋势。

4. 择期患者服务人数

不同情景下相同 γ 取值的择期患者服务人数情况如图5－17所示，四种策略设置与前文相同。

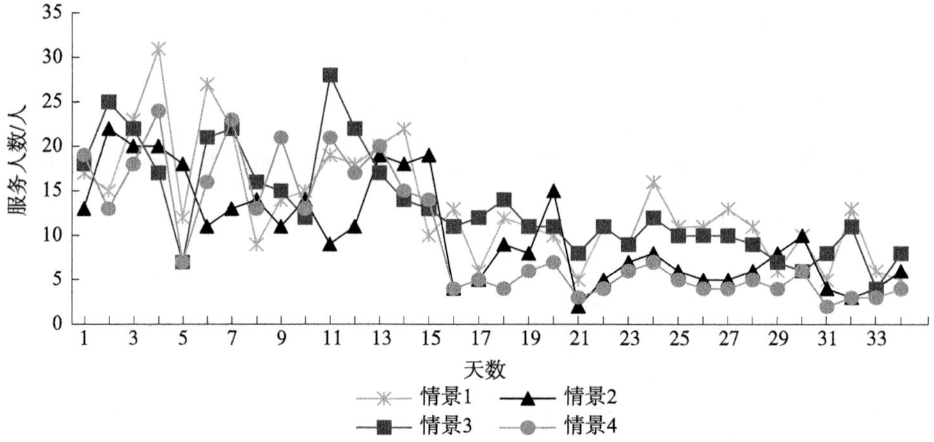

图5－17　不同情景下 $\gamma=0.7$ 的择期患者服务人数情况

（1）当季节性水平相同时，情景1的策略的服务人数大部分情况是高于情景2的策略的，情景3的策略也比情景4的策略服务的人数更多，其结果与急诊患者服务人数相反。

（2）当急诊患者占比相同、季节性水平不同时：急诊患者占比为30%时，在仿真后期，高水平下的情景1的策略大部分情况下略高于低水平下的情景3的策略；急诊患者占比为70%时，在仿真后期，高水平下的情景2的策略大部分情况下略高于低水平下的情景4的策略。

基于上述分析可以总结得到以下结论。

（1）就产能分配而言，急诊患者占比的增加直接影响急诊患者产能的预留，并且季节性水平越高，对产能的影响越大。

（2）就服务人数而言：①急诊患者和择期患者的服务人数均会受到产能分配的影响，因此产能划分得越多，越有可能服务更多的人。②对于急诊患者，季节性水平相同时，急诊患者占比越高，急诊患者服务人数越多；急诊患者占比相同时，高季节性水平容易产生更多的服务人数，但是当急诊患者占比很高时，由于给急诊患者的预留产能变多，因此季节效应不太显著。③对于择期患者，季节性水平相同时，急诊患者占比越高，择期患者服务人数越少；急诊患者占比相同时，急诊患者占比越大，择期患者占比就越小，且季节性水平越高，越容易产生更多的择期患者服务人数。

5.4　本章小结

本章首先对仿真模型进行了介绍，然后以 H 医院为实例进行数据分析，设定相关参数，然后将参数代入仿真模型中，计算仿真模型的衡量指标值，对不同策略下的结果进行分析对比。本研究希望通过将季节性水平引入入院系统来填补入院调度相关研究的空白，并分别探讨了不考虑季节调整的基准策略和考虑季节调整的策略，同时解决产能分配（访问规则）和病床调度（入院规则）的问题。

第 6 章

结论与展望

6.1　本研究的结论

（1）第 3 章内容为基础性研究，以 H 医院这一典型大型综合医院为案例，首先对医院的患者入院流程进行简要概述，进而提炼出第 3 章要解决的科学问题：择期患者入院优先级决策。然后通过两种方法对该问题展开研究：基于机器学习的择期患者入院分类研究和基于 HFL－ORESTE 方法的择期患者入院优先级排序研究。

研究问题一以 H 医院呼吸内科为例，通过 LASSO、随机森林、梯度提升决策树和极限梯度提升及其线性组合的集成模型构建了二分类预测模型，分别从模型性能指标和影响因素总结得到以下结论：①LASSO 模型的灵敏度最佳；XGBoost 模型在特异度、准确度和 *AUC* 值这三个性能指标上均领先于其他三个模型，相比较而言，XGBoost 模型的预测性能表现最佳。②通过 XGBoost 模型计算出各变量的基尼指数值，得到各变量的重要性排序是：疾病类型、归属地、登记月份、门诊医生、医保类型、登记星期几、疾病优先级别、登记季度、是否有备注、年龄。

研究问题二得到以下结论：①随着偏好强度无差异阈值 δ 的逐渐增大，偏好阈值 μ 和无差异阈值 σ 相应地改变，患者之间出现越来越多的无差异关系。②与两种常见的传统方法进行对比发现，通过 HFL－ORESTE 方法获得的患者之间的 PIR 关系可以为管理者提供更加灵活的患者排名。

（2）第 4 章从单体医院的视角出发，引入病例组合优化作为医院患者入院管理的重要工具，通过构建整数规划模型，考虑不同类型患者和入院优先级约束，建立一个科学的决策模型来处理不同类型患者的入院需求，最终形成合理的患者入院计划。主要结论有：①考虑优先级约束的模型Ⅰ可以通过调整优先级的参数来实现不同目标和场景下的最优决策，且模型Ⅰ可以获得与现实情况非常相近的患者组合。而不考虑优先级约束的模型Ⅱ与模型Ⅰ相比，其收益和入院人数均低于模型Ⅰ的结果。②通过灵敏度分析发现，医疗资源的消耗会引起入院人数和收益的变化，要制定合理的单位资源消耗规划，避免资源利用不足或超额使用。入院比例和优先级得分是重要的约束条件，设置不同优先级得分，不同类型的患者占比发生变化，医院管理者应该确定合理的上下限比例和优先级得分。③患者入院人数和收益目标之间存在一定的权衡，但对于综合医院而言，收益不仅包含经济方面的考量，也需要综合考虑科研和学科发展等多方面的价值，因此，并不是收益越多越好，而是在保证一定收益的情况下，确定不同类型患者合理的收治比例，以保证优质医疗资源与最有需要的患者相匹配。

（3）第5章主要围绕急诊患者与择期患者的病床产能分配策略展开研究，通过仿真模型分析了不同情景下的产能分配和服务人数情况。急诊患者的到达具有随机性和季节性，因此医院面临以下产能分配问题，即如何优化医院的产能以适应随机到达的患者，特别是在急诊患者占比高且到达模式受季节影响时。

第5章旨在探索考虑环境因素（急诊患者占比、病床利用率和季节性水平）的急诊患者与择期患者的病床产能分配和调度问题。通过设计完全集成的仿真模型，模拟患者入院流程，对病床产能分配规则和患者调度规则进行决策。主要结论有：①基准策略下的仿真结果，当急诊患者占比从30%到70%波动时，急诊患者的服务人数随占比增加而增长，择期患者的服务人数则相反。②考虑季节调整的策略的仿真结果：引入日季节指数后，最佳分配策略会根据季节性水平的组合模式调节预留产能；随着调节因子取值的减小（如1.7到1.6，0.7到0.6等），急诊患者的产能和服务人数有所减少，择期患者的产能和服务人数有所增加；不同情景下的产能分配与服务人数略有差异；就产能分配而言，急诊患者占比的增加直接影响急诊产能的预留，季节性水平越高对产能的影响越大；就服务人数而言，急诊患者和择期患者的服务人数均受到产能分配的影响，产能划分得越多，越有可能服务更多的人；急诊患者占比和季节性水平越高，越容易产生更多的服务人数，但急诊患者占比很高时季节效应不显著，择期患者则相反。

6.2　本研究的创新点

本研究以我国大型综合医院患者入院的实际情况和现状为背景，深入剖析了医疗关键资源之一的病床资源在大型综合医院管理中的痛点问题，并提炼出以下科学问题：患者入院优先级决策、单体医院内部的患者入院计划和急诊患者随机到达的病床产能分配问题。基于工业工程理论与方法，对机器学习算法、数学规划、模拟仿真等理论方法在这些科学问题上的适用性和有效性进行探讨，拟形成一套有利于指导大型综合医院患者入院系统良性、健康运作的入院决策模型、入院计划、入院最佳策略，构建理论结合实践、定性结合定量的研究模型，实现迭代式创新与研究方法组合式创新。具体来看，本研究的创新点可以从理论创新和实践创新两个方面进行阐述。

1. 理论创新

（1）本研究运用两种方法对患者入院优先级决策问题进行研究。①针对现有的关于患者分类预测相关研究在预测模型选取上存在的不足，本研究识别了当前分类效果较为突出的模型，并且构建了基于不同机器学习模型的集成模型，进一步丰富了分类算法并提高了预测模型的有效性。②引入多准则决策问题的思想，基于我国大型综合医院择期患者入院优先级评价指标体系，通过犹豫模糊语言环境下的多准则决策方法解决择期患者的入院优先级排序问题。

（2）本研究针对单体医院内部的需求再分配问题，将其抽象为考虑不同类型入院患者的入院计划战术层面的问题。考虑到大型综合医院在分级诊疗中的定位，在模型中创新性地引入了可以量化患者入院优先级的相关约束条件；考虑不同类型患者的特征和资源消耗的差异性，构建多类型患者和优先级约束的数学规划模型，生成科学合理的患者入院计划，并可以根据所涉及的不同医疗资源的利用率来进行动态调整。研究结果对于丰富大型综合医院患者入院管理的相关研究具有较强的理论意义。

（3）本研究对于考虑环境因素的病床产能分配问题，不仅考虑急诊患者的随机到达性，还结合了季节因素，对急诊患者和择期患者的病床产能分配问题进行了深入研究。这填补了以往研究中季节性急诊患者入院系统产能分配和调度的空白。本研究设计了一个完全集成的仿真模型，能够模拟患者入院流程，并考虑了不同急诊患者占比、病床利用率和季节性水平条件下两类患者的病床产能分配和入院调度。该模型为复杂医疗系统的研究提供了新的理论工具。

2. 实践创新

（1）本研究针对典型大型综合医院的择期患者，在不同情景下对患者入院优先级决策问题展开研究。针对较为常规化的病例，运用机器学习分类方法可实现患者分类自动化，进而辅助医务人员进行日常的患者入院决策工作。针对个人信息、病情信息等高度相似的患者，基于医院通用的入院优先级评价指标体系，运用多准则决策方法对患者进行更加详细的入院排序，为医院管理者提供了模糊和不确定环境下的患者排序模式。针对不同现实场景设计了不同的分类排序方法，为大型综合医院科学合理地制定入院决策，以及我国分级诊疗制度下的大型综合医院入院等候患者的有效分流提供了实践指导。

（2）综合考虑经济和资源利用目标，通过病例组合优化思想，考虑产能的有限性，构建包含多类型患者和优先级约束的数学规划模型，以生成合理的患者入院计划，使优质医疗资源与患者需求相匹配，从而实现优质医疗资源的有效利用，这也为单体医院的患者入院需求与产能匹配优化提供新的研究思路。

（3）本研究通过仿真模型得出在不同急诊患者占比、病床利用率和季节性水平下的最佳病床产能预留量，为大型综合医院病床管理人员提供了科学的决策支持，有助于优化病床资源的使用。通过合理的病床产能分配和调度，减少患者的等待时间，提高医疗服务的效率和质量，从而提升患者的满意度。研究结果有助于医院更好地适应季节性变化带来的患者需求波动，通过灵活调整病床产能分配策略，确保医疗资源的有效利用。

6.3　研究展望

尽管笔者在本书的撰写过程中查阅了大量的文献，但由于时间和自身理论基础的欠缺，本研究仍存在一些不足，还有待在未来的研究中逐步完善。总体来说，本研究展望体现在以下三个方面。

（1）本研究在探讨单体医院内部的患者入院策略时，已经初步考虑了急诊患者随机到达以及随季节变化等复杂因素对择期患者和急诊患者入院安排的影响。通过构建仿真模型，尝试模拟了不同情景下的入院流程与资源分配，以期优化患者入院效率和服务质量。然而，当前模型的构建虽然已经基于一定的假设和理论，但缺乏实际医院运营数据的支撑，这限制了模型的有效性和实用性。未来研究可以通过合作与数据共享，获取更多真实、详细的医院运营数据（不仅包括急诊患者与择期患者的入院数据），进一步对仿真模型进行深度验证与优化。通过数据驱动的方法，不断修正模型参数，提高预测精度，使其更贴近实际运营场景。

（2）本研究主要聚焦于医院内部的病床资源调度问题，旨在通过合理的资源配置满足患者需求，提高医疗资源利用率。然而，医院作为一个复杂的生态系统，其高效运行不仅依赖于病床管理，还涉及医技科室、门诊部、手术室等多个部门之间的协同合作。当前研究尚未全面考虑这些资源的联合调度问题，这在一定程度上限制了医院整体运营效率的提升。未来研究可以进一步拓展至医技、门诊等多种资源的综合调度领域。此外，还可以探索利用先进的优化算法，如遗传算法、粒子群优化等，求解多资源联合调度的复杂问题，为医院管理者提供更为科学的决策支持。

（3）面对医疗资源有限与患者需求持续增长之间的矛盾，本研究仅局限于单体医院内部的入院策略探讨，显然已难以满足日益增长的医疗服务需求。在医疗资源短期内无法快速增加的情况下，将产能扩展至全社会，实现区域医疗资源的优化配置成为必然选择。未来研究可以深入探索区域医疗的患者分配问题。例如，结合分级诊疗政策，研究如何将综合医院的患者合理分流至基层医疗机构进行康复或慢性病管理，同时确保急危重症患者能够及时上转至高级别医院接受治疗。

参考文献

[1] 蒲宽. 大连市分级诊疗制度实施现状调查研究 [D]. 大连：大连理工大学，2018.

[2] SMITH-DANIELS V L, SCHWEIKHART S B, SMITH-DANIELS D E. Capacity management in health care services: review and future research directions [J]. Decision sciences, 1988, 19 (4): 889 -919.

[3] 国家卫生健康委员会规划发展与信息化司. 2023 年我国卫生健康事业发展统计公报 [EB/OL]. [2024 - 10 - 20]. http://www.nhc.gov.cn/guihuaxxs/s3585u/202408/6c037610b3a54f6c8535c515844fae96.shtml.

[4] LYNCH C M, ABDOLLAHI B, FUQUA J D, et al. Prediction of lung cancer patient survival via supervised machine learning classification techniques [J]. International journal of medical informatics, 2017 (108): 1 -8.

[5] MALEKI A, VAEZINIA V, FEKRI A. Promoter prediction in bacterial DNA sequences using expectation maximization and support vector machine learning approach [J]. Journal of data mining in genomics & proteomics, 2015, 6 (2): 123 -140.

[6] CHONG S L, LIU N, BARBIER S, et al. Predictive modeling in pediatric traumatic brain injury using machine learning [J]. BMC medical research methodology, 2015, 15 (1): 22.

[7] POLLETTINI J T, PANICO S R G, DANELUZZI J C, et al. Using machine learning classifiers to assist healthcare-related decisions: classification of electronic patient records [J]. Journal of medical systems, 2012, 36 (6): 3861 -3874.

[8] ICHIKAWA D, SAITO T, UJITA W, et al. How can machine-learning methods assist in virtual screening for hyperuricemia? a healthcare machine-learning approach [J]. Journal of biomedical informatics, 2016 (64): 20 -24.

[9] ARAÚJO F H D, SANTANA A M, NETO P A S, et al. Using machine learning to support healthcare professionals in making preauthorisation decisions [J]. International journal of medical informatics, 2016 (94): 1 -7.

[10] 张卓勇，周化岚，刘思东．双向联想记忆神经网络及其在肺癌患者分类判别中的应用［J］．光谱学与光谱分析，2002，22（2）：341－344.

[11] 王潇，段培蓓，王阿芹，等．基于聚类分析的胃癌术后化疗患者症状群的分类研究［J］．中国实用护理杂志，2019，35（17）：1281－1286.

[12] KLANN J G, ANAND V, DOWNS S M. Patient-tailored prioritization for a pediatric care decision support system through machine learning [J]. Journal of the American medical informatics association, 2013, 20 (e2): e267－e274.

[13] ZHENG B, ZHANG J, YOON S W, et al. Predictive modeling of hospital readmissions using metaheuristics and data mining [J]. Expert systems with applications, 2015, 42 (20): 7110－7120.

[14] KRÄMER J, SCHREYÖGG J, BUSSE R. Classification of hospital admissions into emergency and elective care: a machine learning approach [J]. Health care management science, 2017 (5): 1－21.

[15] MULLEN P M. Prioritising waiting lists: how and why? [J]. European journal of operational research, 2003, 150 (1): 32－45.

[16] LUCKMAN J, MACKENZIE M, STRINGER J. Management policies for large ward units [M]. Institute for Operational Research, 1969.

[17] SOLJAK M. The use of scoring systems in the NHS: cardiac surgery in London [J]. From Waiting Lists to Booking Systems HSMC, University of Birmingham, 1997.

[18] GUDEX C, WILLIAMS A, JOURDAN M, et al. Prioritising waiting lists [J]. Health trends, 1989, 22 (3): 103－108.

[19] DERRETT S, DEVLIN N, HANSEN P, et al. Prioritizing patients for elective surgery: a prospective study of clinical priority assessment criteria in New Zealand [J]. International journal of technology assessment in health care, 2003, 19 (1): 91－105.

[20] NOSEWORTHY T W, MCGURRAN J J, HADORN D C, et al. Waiting for scheduled services in Canada: development of priority - setting scoring systems [J]. Journal of evaluation in clinical practice, 2003, 9 (1): 23－31.

[21] MACCORMICK A D, COLLECUTT W G, PARRY B R. Prioritizing patients for elective surgery: a systematic review [J]. ANZ journal of surgery, 2003, 73 (8): 633－642.

[22] MULLEN P M. Quantifying priorities in healthcare: transparency or illusion? [J]. Health services management research, 2004, 17 (1): 47 – 58.

[23] COMAS M, CASTELLS X, HOFFMEISTER L, et al. Discrete-event simulation applied to analysis of waiting lists. Evaluation of a prioritization system for cataract surgery [J]. Value in health, 2008, 11 (7): 1203 – 1213.

[24] HANSEN P, HENDRY A, NADEN R, et al. A new process for creating points systems for prioritizing patients for elective health services [J]. Clinical governance: an international journal, 2012, 17 (3): 200 – 209.

[25] SOLANS-DOMÈNECH M, ADAM P, TEBÉ C, et al. Developing a universal tool for the prioritization of patients waiting for elective surgery [J]. Health policy, 2013, 113 (1): 118 – 126.

[26] 林璐，史俊隆，顾婷，等. 以分级诊疗为导向的三级医院门诊糖尿病患者分类研究 [J]. 中国医院，2018，22 (11): 41 – 43.

[27] LIAO H, WU X, LIANG X, et al. A continuous interval-valued linguistic ORESTE method for multi-criteria group decision making [J]. Knowledge-based systems, 2018, 153: 65 – 77.

[28] LIAO H C, YANG L Y, XU Z S. Two new approaches based on ELECTRE II to solve the multiple criteria decision making problems with hesitant fuzzy linguistic term sets [J]. Applied soft computing, 2018, 63: 223 – 234.

[29] FU Z, WU X, LIAO H, et al. Underground mining method selection with the hesitant fuzzy linguistic gained and lost dominance score method [J]. IEEE access, 2018 (6): 66442 – 66458.

[30] LIAO H C, QIN R, GAO C, et al. Score-HeDLiSF: a score function of hesitant fuzzy linguistic term set based on hesitant degrees and linguistic scale functions: an application to unbalanced hesitant fuzzy linguistic MULTIMOORA [J]. Information fusion, 2019, 48: 39 – 54.

[31] WU X L, LIAO H C. A consensus-based probabilistic linguistic gained and lost dominance score method [J]. European journal of operational research, 2019, 272: 1017 – 1027.

[32] ZHANG F Y, LUO L, LIAO H C, et al. Inpatient admission assessment in west China

hospital based on hesitant fuzzy linguistic VIKOR method [J]. International journal of fuzzy systems, 2016, 30: 3143-3154.

[33] SUN R, HU J, ZHOU J, et al. A hesitant fuzzy linguistic projection-based MABAC method for patients' prioritization [J]. International journal of fuzzy systems, 2018, 20 (7): 2144-2160.

[34] ZHANG C, WU X, WU D, et al. An intuitionistic multiplicative ORESTE method for patients' prioritization of hospitalization [J/OL]. International journal of environmental research & public health, 2018, 15 (4): 777. DOI: 10.3390/ijerph15040777.

[35] ADAN I J B F, VISSERS J M H. Patient mix optimisation in hospital admission planning: a case study [J]. International journal of operations & production management, 2002, 22 (4): 445-461.

[36] BATISTA A, VERA J, POZO D. Multi-objective admission planning problem: a two-stage stochastic approach [J]. Health care management science, 2020 (23): 51-65.

[37] HOF S, FÜGENER A, SCHOENFELDER J, et al. Case mix planning in hospitals: a review and future agenda [J]. Health care management science, 2017, 20 (2): 207-220.

[38] ADAN I J B F, BEKKERS J, DELLAERT N, et al. Patient mix optimisation and stochastic resource requirements: a case study in cardiothoracic surgery planning [J]. Health care management science, 2009, 12 (2): 129.

[39] YAHIA Z, ELTAWIL A B, HARRAZ N A. The operating room case-mix problem under uncertainty and nurses capacity constraints [J]. Health care management science, 2016, 19 (4): 383-394.

[40] JUN J B, JACOBSON S H, SWISHER J R. Application of discrete-event simulation in health care clinics: a survey [J]. Journal of the operational research society, 1999, 50 (2): 109-123.

[41] GEMMEL P, DIERDONCK R V. Admission scheduling in acute care hospitals: does the practice fit with the theory? [J]. International journal of operations & production management, 1999, 19 (9): 863-878.

[42] BATUN S, BEGEN M A. Optimization in healthcare delivery modeling: methods and applications [M] //Handbook of healthcare operations management. New York: Springer,

2013: 75 -119.

[43] TEIXEIRA A, DE OLIVEIRA M J F. Operations research on hospital admission systems: a first overview of the 2005 -2014 decade [C] //Journal of physics: conference series. IOP publishing, 2015, 616 (1): 273 -274.

[44] STAINSBY H, TABOADA M, LUQUE E. Towards an agent-based simulation of hospital emergency departments [C] //2009 IEEE international conference on services computing. IEEE, 2009: 536 -539.

[45] HUTZSCHENREUTER A K, BOSMAN P A N, BLONK-ALTENA I, et al. Agent-based patient admission scheduling in hospitals [C] //Proceedings of the 7th international joint conference on autonomous agents and multiagent systems: industrial track. international foundation for autonomous agents and multiagent systems, 2008: 45 -52.

[46] ZHU G. Real-time elective admissions planning for health care providers [D]. Waterloo: University of Waterloo, 2013.

[47] KIM S H, CHAN C W, OLIVARES M, et al. ICU admission control: an empirical study of capacity allocation and its implication for patient outcomes [J]. Management science, 2014, 61 (1): 19 -38.

[48] MENG F, QI J, ZHANG M, et al. A robust optimization model for managing elective admission in a public hospital [J]. Operations research, 2015, 63 (6): 1452 -1467.

[49] HULSHOF P J H, BOUCHERIE R J, HANS E W, et al. Tactical resource allocation and elective patient admission planning in care processes [J]. Health care management science, 2013, 16 (2): 152 -166.

[50] HULSHOF P J H, MES M R K, BOUCHERIE R J, et al. Patient admission planning using approximate dynamic programming [J]. Flexible services and manufacturing journal, 2016, 28 (1): 30 -61.

[51] MEISAMI A, DEGLISE-HAWKINSON J, COWEN M E, et al. Data-driven optimization methodology for admission control in critical care units [J]. Health care management science, 2019, 22 (2): 318 -335.

[52] HULSHOF P J H, KORTBEEK N, BOUCHERIE R J, et al. Taxonomic classification of planning decisions in health care: a structured review of the state of the art in OR/MS

[J]. Health systems, 2012, 1 (2): 129 - 175.

[53] GEORGE J A, FOX D R, CANVIN R W. A hospital throughput model in the context of long waiting lists [J]. Journal of the operational research society, 1983, 34 (1): 27 - 35.

[54] LAMIRI M, GRIMAUD F, XIE X. Optimization methods for a stochastic surgery planning problem [J]. International journal of production economics, 2009, 120 (2): 400 - 410.

[55] ZHANG B, MURALI P, DESSOUKY M M, et al. A mixed integer programming approach for allocating operating room capacity [J]. Journal of the operational research society, 2009, 60 (5): 663 - 673.

[56] HELM J E, VAN OYEN M P. Design and optimization methods for elective hospital admissions [J]. Operations research, 2014, 62 (6): 1265 - 1282.

[57] RAHIMI S A, JAMSHIDI A, AIT-KADI D, et al. Applied methods in prioritization of patients in surgery waiting lists [C] //IIE annual conference. Proceedings. institute of industrial and systems engineers (IISE), 2014: 1857.

[58] FERRAND Y B, MAGAZINE M J, RAO U S. Managing operating room efficiency and responsiveness for emergency and elective surgeries: a literature survey [J]. IIE transactions on healthcare systems engineering, 2014, 4 (1): 49 - 64.

[59] GOCGUN Y, BRESNAHAN B W, GHATE A, et al. A Markov decision process approach to multi-category patient scheduling in a diagnostic facility [J]. Artificial intelligence in medicine, 2011, 53 (2): 73 - 81.

[60] PETROVIC D, MORSHED M, PETROVIC S. Multi-objective genetic algorithms for scheduling of radiotherapy treatments for categorised cancer patients [J]. Expert systems with applications, 2011, 38 (6): 6994 - 7002.

[61] NUNES L G, DE CARVALHO S V, RODRIGUES R C. Markov decision process applied to the control of hospital elective admissions [J]. Artificial intelligence in medicine, 2009, 47 (2): 159 - 171.

[62] GARTNER D, KOLISCH R. Scheduling the hospital-wide flow of elective patients [J]. European journal of operational research, 2014, 233 (3): 689 - 699.

[63] MA G, DEMEULEMEESTER E. A multilevel integrative approach to hospital case mix and capacity planning [J]. Computers & operations research, 2013, 40 (9): 2198 - 2207.

[64] MIN D, YIH Y. An elective surgery scheduling problem considering patient priority [J]. Computers & operations research, 2010, 37 (6): 1091-1099.

[65] AZADEH A, FARAHANI M H, TORABZADEH S, et al. Scheduling prioritized patients in emergency department laboratories [J]. Computer methods and programs in biomedicine, 2014, 117 (2): 61-70.

[66] WANG Y, TANG J, QU G. A genetic algorithm for solving patient-priority-based elective surgery scheduling problem [J]. Life system modeling and intelligent computing, 2010: 297-304.

[67] 焦雅辉，胡瑞荣. 看病难现状及其影响因素浅析 [J]. 中国医疗保险，2012 (3): 35-37.

[68] GENG N, XIE X. Optimizing contracted resource capacity with two advance cancelation modes [J]. European journal of operational research, 2012, 221 (3): 501-512.

[69] XU M, WONG T C, CHIN K S. Modeling daily patient arrivals at emergency department and quantifying the relative importance of contributing variables using artificial neural network [J]. Decision support systems, 2013, 54 (3): 1488-1498.

[70] XIE J, CHOU M C, ANG M, et al. Bed allocation to reduce overflow [J/OL]. https://ink.library.smu.edu.sg/lkcsb_research/4480.

[71] HADORN D C, HOLMES A C. The New Zealand priority criteria project. Part 2: coronary artery bypass graft surgery [J]. BMJ (Clinical research ed.), 1997, 314 (7074): 135.

[72] 朱耿平，范靖宇，王梦琳，等. ROC 曲线形状在生态位模型评价中的重要性：以美国白蛾为例 [J]. 生物安全学报，2017, 26 (3): 184-190.

[73] RODRIGUEZ J D, PEREZ A, LOZANO J A. Sensitivity analysis of k-fold cross validation in prediction error estimation [J]. IEEE trans pattern anal mach intell, 2010, 32 (3): 569-575.

[74] TIBSHIRANI R. Regression shrinkage and selection via the lasso [J]. Journal of the royal statistical society: series B (methodological), 1996, 58 (1): 267-288.

[75] RAJU D, et al. Exploring factors associated with pressure ulcers: a data mining approach [J]. International journal of nursing studies, 2015, 52 (1): 102-111.

[76] FRIEDMAN J H. Greedy function approximation: a gradient boosting machine [J]. Annals of statistics, 2001, 29 (5): 1189 - 1232.

[77] FRIEDMAN J H. Recent advances in predictive (machine) learning [J]. Journal of classification, 2006, 23 (2): 175 - 197.

[78] ADAM-BOURDARIOS C, COWAN G, GERMAIN C, et al. The Higgs boson machine learning challenge [C] //NIPS 2014 workshop on high-energy physics and machine learning, 2015: 19 - 55.

[79] AN G, et al. Comparison of machine-learning classification models for glaucoma management [J]. Journal of healthcare engineering, 2018 (3): 1 - 8.

[80] LUO L, LIAO C, ZHANG F, et al. Applicability of internet search index for asthma admission forecast using machine learning [J]. The international journal of health planning and management, 2018, 33 (3): 723 - 732.

[81] KURT I, TURE M, KURUM A T. Comparing performances of logistic regression, classification and regression tree, and neural networks for predicting coronary artery disease [J]. Expert systems with applications, 2008, 34 (1): 366 - 374.

[82] HUSSAIN M A, BHUIYAN A, LUU C D, et al. Classification of healthy and diseased retina using SD-OCT imaging and random forest algorithm [J]. PloS one, 2018, 13 (6): e0198281.

[83] PAUL A, MUKHERJEE D P, DAS P, et al. Improved random forest for classification [J]. IEEE transactions on image processing, 2018, 27 (8): 4012 - 4024.

[84] TORLAY L, PERRONE-BERTOLOTTI M, THOMAS E, et al. Machine learning-XGBoost analysis of language networks to classify patients with epilepsy [J]. Brain informatics, 2017, 4 (3): 159 - 169.

[85] ROUBENS M. Preference relations on actions and criteria in multicriteria decision making [J]. European journal of operational research, 1982, 10 (1): 51 - 55.

[86] BOURGUIGNON B, MASSART D L. The ORESTE method for multicriteria decision making in experimental chemistry [J]. Chemometrics and intelligent laboratory systems, 1994, 22 (1): 241 - 256.

[87] DELHAYE C, TEGHEM J, KUNSCH P. Application of the ORESTE method to a nucle-

ar waste management problem [J]. International journal of production economics, 1991, 24 (1-2): 29-39.

[88] WU X L, LIAO H C. An approach to quality function deployment based on probabilistic linguistic term sets and ORESTE method for multi-expert multi-criteria decision making [J]. Information fusion, 2018, 43 (2): 13-26.

[89] LIAO H C, WU X L, LIANG X D, et al. A new hesitant fuzzy linguistic ORESTE method for hybrid multi-criteria decision making [J]. IEEE transactions on fuzzy systems, 2018, 26 (6): 3793-3807.

[90] LIAO H C, ZHANG C, LUO L. A multiple attribute group decision making method based on two novel intuitionistic multiplicative distance measures [J]. Information sciences, 2018, 467: 766-783.

[91] 申文武，廖成成，罗利，等. 大型综合医院患者分层级入院优先级决策的评价指标体系构建研究 [J]. 现代预防医学，2018 (45): 1424-1427.

[92] RODRÍGUEZ R M, MARTÍNEZ L, HERRERA F. Hesitant fuzzy linguistic terms sets for decision making [J]. IEEE transactions on fuzzy systems, 2012, 20: 109-119.

[93] LIAO H C, XU Z S, ZENG X J. Hesitant fuzzy linguistic VIKOR method and its application in qualitative multiple criteria decision making [J]. IEEE transactions on fuzzy systems, 2015, 23 (5): 1343-1355.

[94] 申文武，廖成成，刘红，等. 患者入院优先级评价的研究综述 [J]. 华西医学，2018, 33 (12): 119-123.

[95] BEG I, RASHID T. TOPSIS for hesitant fuzzy linguistic term sets [J]. International journal of intelligent systems, 2013, 28 (12): 1162-1171.

[96] LUO L, LI J, XU X, et al. A data-driven hybrid three-stage framework for hospital bed allocation: a case study in a large tertiary hospital in China [J]. Computational and mathematical methods in medicine, 2019: 1-12.

[97] MILSUM J H, TURBAN E, VERTINSKY I. Hospital admission systems: their evaluation and management [J]. Management science, 1973, 19 (6): 646-666.

[98] MULHOLLAND M W, ABRAHAMSE P, BAHL V. Linear programming to optimize performance in a department of surgery [J]. Journal of the American college of surgeons,

2005, 200 (6): 861 - 868.

[99] HANS E W, VAN HOUDENHOVEN M, HULSHOF P J H. A framework for healthcare planning and control [M] //Handbook of healthcare system scheduling. Boston: Springer, 2012: 303 - 320.

[100] VANBERKEL P T, BOUCHERIE R J, HANS E W, et al. Optimizing the strategic patient mix combining queueing theory and dynamic programming [J]. Computers & operations research, 2014, 43: 271 - 279.

[101] VISSERS J M H, ADAN I J B F, DELLAERT N P. Developing a platform for comparison of hospital admission systems: an illustration [J]. European journal of operational research, 2007, 180 (3): 1290 - 1301.

[102] 张杰. 考虑多类病人及多天停留的病床收益管理问题 [D]. 上海: 上海交通大学, 2012.

[103] LUO L, LUO L, HE X, et al. Effects of distance on health seeking behaviors of outpatients in China's large hospitals: case of west China hospital of Sichuan university [J]. International journal of clinical and experimental medicine, 2016, 9 (6): 11923 - 11933.

[104] ZHOU L P, GENG N, JIANG Z B, et al. Combining revenue and equity in capacity allocation of imaging facilities [J]. European journal of operational research, 2017, 256 (2): 619 - 628.

[105] ATA B, PENG X S. An equilibrium analysis of a multiclass queue with endogenous abandonments in heavy traffic [J]. Operations research, 2018, 66 (1): 163 - 183.

[106] GUPTA D, DENTON B. Appointment scheduling in health care: challenges andopportunities [J]. IIE transactions, 2008, 40 (9): 800 - 819.

[107] RISING E J, BARON R, AVERILL B. A systems analysis of a university - health - service outpatient clinic [J]. Operations research, 1973, 21 (5): 1030 - 1047.

[108] CAYIRLI T, GUNES E D. Outpatient appointment scheduling in presence of seasonal walk - ins [J]. Journal of the operational research society, 2014, 65 (4): 512 - 531.

[109] CAYIRLI T, DURSUN P, GUNES E D. An integrated analysis of capacity allocation and patient scheduling in presence of seasonal walk - ins [J]. Flexible services and manufacturing journal, 2019 (31): 524 - 561.

附　录

附录A 第3章各变量的统计数据

附表1 各变量的统计数据

变量			样本量均值	样本量占比
描述性信息	性别	男	9396	60.84%
		女	6049	39.16%
	年龄	22岁及以下	486	3.15%
		22~43岁（含）	2469	15.99%
		43~64岁（含）	6676	43.22%
		64~85岁（含）	5621	36.39%
		85岁以上	193	1.25%
	归属地	本市	4281	27.72%
		省内（除本市）	6464	41.85%
		省外	4700	30.43%
	医保类型	有医保	8247	53.40%
		无医保	3114	20.16%
		其他	4094	26.51%
登记信息	登记季度	第一季度	4049	26.22%
		第二季度	3586	23.22%
		第三季度	3592	23.26%
		第四季度	4218	27.31%

续表

变量			样本量均值	样本量占比
登记信息	登记月份	1 月	1466	9.49%
		2 月	1266	8.20%
		3 月	1453	9.41%
		4 月	1338	8.66%
		5 月	1258	8.15%
		6 月	1193	7.72%
		7 月	1215	7.87%
		8 月	1178	7.63%
		9 月	1195	7.74%
		10 月	1190	7.70%
		11 月	1207	7.81%
		12 月	1486	9.62%
	登记星期几	星期一	3284	21.26%
		星期二	3347	21.67%
		星期三	2949	19.09%
		星期四	2990	19.36%
		星期五	1925	12.46%
		星期六	718	4.65%
		星期日	232	1.50%
	登记时间	上午	7407	47.96%
		下午	8038	52.04%
	登记间隔时间	连续型	0.56	12.08
	门诊医生	1100 张以上	3527	22.84%
		1100（含）~800 张	2474	16.02%
		800（含）~500 张	3624	23.46%
		500（含）~200 张	5000	32.37%
		200 张及以下	820	5.31%
	是否有备注	是	6472	41.90%
		否	8973	58.10%

续表

变量			样本量均值	样本量占比
疾病信息	疾病类型	类型 1	3074	19. 90%
		类型 2	1878	12. 16%
		类型 3	1474	9. 54%
		类型 4	1266	8. 20%
		类型 5	4991	32. 31%
		类型 6	2762	17. 88%
	疾病诊断条目个数	1 个	9181	59. 44%
		2 个	5353	34. 66%
		3 个	726	4. 70%
		4 个及以上	185	1. 20%
	疾病优先级别	等级 1	2587	16. 75%
		等级 2	4148	26. 86%
		等级 3	1934	12. 52%
		等级 4	6776	43. 87%

附录 B　第 3 章专家对患者和指标重要性的评价表

附表 2～附表 5 中各字母含义如下：“VL”表示非常低，“L”表示低，“ALL”表示较低，“M”表示一般，“ALH”表示较高，“H”表示高，“VH”表示非常高，“No”表示无所谓重要或不重要，“VUI”表示非常不重要，“UI”表示不重要，“I”表示重要，“VI”表示非常重要，“P”表示完美，“VN”表示非常近，“N”表示近，“ALN”表示较近，“ALF”表示较远，“F”表示远，“VF”表示非常远，“AVI”表示以上非常重要，“BMI”表示介于中等和重要之间，“BUM”表示介于不重要和中等之间，“MALF”表示介于一般和较远之间。

附表 2　专家 e_1 对患者的评价

	c_1	c_2	c_3	c_4	c_5	c_6	c_7	c_8	c_9	c_{10}	c_{11}	c_{12}	c_{13}	c_{14}	c_{15}	c_{16}
a_1	H	ALH	M	H	M	H	H	I	H	L	H	M	VH	VH	VH	M
a_2	VH	H	ALH	L	ALL	ALL	ALL	VI	ALH	ALH	H	VI	ALH	ALL	H	ALF
a_3	VH	H	H	M	VH	M	VH	VI	M	H	ALL	I	M	ALL	M	F
a_4	H	ALH	ALL	M	L	M	H	UI	ALL	H	ALH	VI	M	VH	ALH	ALF
a_5	ALH	ALH	ALH	H	H	M	H	M	VH	VH	M	VI	L	H	M	VF
a_6	H	ALH	L	VH	H	VH	H	VI	VH	ALH	M	P	ALH	ALH	VH	ALF
a_7	L	H	M	ALH	ALL	L	M	I	M	H	L	VUI	M	ALH	L	VF
a_8	ALH	ALL	ALH	H	ALH	ALL	ALL	M	ALH	L	H	I	H	L	ALH	M
a_9	L	H	M	No	ALL	ALL	H	VI	H	M	ALL	VI	ALH	ALH	H	ALN
a_{10}	ALH	M	ALH	L	L	H	ALH	UI	ALH	H	No	I	M	L	ALL	ALN

附表 3　专家 e_2 对患者的评价

	c_1	c_2	c_3	c_4	c_5	c_6	c_7	c_8	c_9	c_{10}	c_{11}	c_{12}	c_{13}	c_{14}	c_{15}	c_{16}
a_1	H	H	M	H	ALL	H	H	I	ALH	ALL	ALH	I	ALH	VH	H	M
a_2	H	H	ALH	ALL	M	M	M	P	M	H	H	VI	ALH	ALL	H	F
a_3	VH	ALH	VH	ALH	VH	M	VH	I	ALL	VH	ALL	I	M	L	M	F
a_4	H	H	ALL	ALH	No	M	VH	UI	L	H	ALH	VI	M	H	ALH	ALF
a_5	H	M	H	VH	VH	ALL	H	M	H	VH	M	P	ALL	VH	M	VF
a_6	VH	ALH	ALL	VH	H	H	H	VI	VH	M	ALH	VI	M	ALH	VH	MALF
a_7	ALL	VH	M	ALH	L	No	ALL	VI	ALH	ALH	ALL	UI	ALH	ALH	No	F
a_8	ALH	ALH	ALH	VH	ALH	ALL	ALL	I	M	ALL	H	VI	H	ALL	H	M
a_9	ALL	H	M	L	ALL	M	VH	VI	H	ALL	ALL	I	H	H	H	ALF
a_{10}	M	ALL	ALH	No	L	H	M	UI	H	VH	L	VI	M	No	ALL	ALN

附表 4　专家 e_3 对患者的评价

	c_1	c_2	c_3	c_4	c_5	c_6	c_7	c_8	c_9	c_{10}	c_{11}	c_{12}	c_{13}	c_{14}	c_{15}	c_{16}
a_1	H	H	M	VH	M	H	VH	I	ALH	ALL	H	I	H	VH	H	M
a_2	VH	H	M	ALL	ALH	M	M	VI	M	H	H	VI	ALH	ALL	H	VF
a_3	VH	ALH	H	ALH	VH	M	VH	I	ALH	ALH	ALL	I	ALL	L	M	VF
a_4	H	ALH	ALL	M	L	M	ALH	UI	L	H	M	VI	ALH	ALH	M	F
a_5	VH	ALH	VH	H	H	ALH	VH	M	ALH	VH	M	VI	L	H	M	VF
a_6	H	ALH	ALL	VH	H	H	ALH	VI	H	M	ALL	P	ALL	ALH	VH	M
a_7	L	H	M	ALH	L	L	ALL	I	M	ALH	ALL	UI	M	ALH	L	F
a_8	ALH	M	M	VH	ALH	L	ALL	M	M	L	ALH	I	VH	L	ALH	M
a_9	L	ALH	ALL	No	ALL	ALL	VH	I	VH	ALL	ALL	I	H	H	H	M
a_{10}	M	M	ALH	L	No	H	M	VUI	H	H	No	VI	M	No	ALL	M

附表 5　三位专家对指标重要性的评价

	c_1	c_2	c_3	c_4	c_5	c_6	c_7	c_8	c_9	c_{10}	c_{11}	c_{12}	c_{13}	c_{14}	c_{15}	c_{16}
e_1	AVI	VI	I	BMI	M	BMI	BMI	BMI	AVI	I	I	M	I	I	I	I
e_2	VI	AVI	VI	VI	BMI	I	I	VI	VI	BUM	BUM	I	BUM	BUM	BUM	BUM
e_3	I	VI	VI	I	I	M	M	I	VI	M	M	BUM	M	M	M	M

决策矩阵 $\boldsymbol{D}$ 和权重向量 $\boldsymbol{W}$：

$$
\boldsymbol{D}=\begin{matrix} a_1 \\ a_2 \\ a_3 \\ a_4 \\ a_5 \\ a_6 \\ a_7 \\ a_8 \\ a_9 \\ a_{10} \end{matrix}
\left[\begin{matrix}
\{s_2\} & \{s_1, s_2\} & \{s_0\} & \{s_2, s_3\} & \{s_{-1}, s_0\} & \{s_2\} & \{s_2, s_3\} & \{s_1\} \\
\{s_2, s_3\} & \{s_2\} & \{s_0, s_1\} & \{s_{-2}, s_{-1}\} & \{s_{-1}, s_0, s_1\} & \{s_{-1}, s_0\} & \{s_{-1}, s_0\} & \{s_2, s_3\} \\
\{s_3\} & \{s_1, s_2\} & \{s_2, s_3\} & \{s_0, s_1\} & \{s_3\} & \{s_0\} & \{s_3\} & \{s_1, s_2\} \\
\{s_2\} & \{s_1, s_2\} & \{s_{-1}\} & \{s_{-3}, s_{-2}\} & \{s_{-3}, s_{-2}\} & \{s_0\} & \{s_1, s_2, s_3\} & \{s_{-1}\} \\
\{s_1, s_2, s_3\} & \{s_0, s_1\} & \{s_1, s_2, s_3\} & \{s_2, s_3\} & \{s_2, s_3\} & \{s_{-1}, s_0, s_1\} & \{s_2, s_3\} & \{s_0\} \\
\{s_2, s_3\} & \{s_1\} & \{s_{-2}, s_{-1}\} & \{s_3\} & \{s_2\} & \{s_2, s_3\} & \{s_1, s_2\} & \{s_2\} \\
\{s_{-2}, s_{-1}\} & \{s_2, s_3\} & \{s_0\} & \{s_1\} & \{s_{-2}, s_{-1}\} & \{s_{-3}, s_{-2}\} & \{s_{-1}, s_0\} & \{s_1, s_2\} \\
\{s_1\} & \{s_{-1}, s_0, s_1\} & \{s_0, s_1\} & \{s_2, s_3\} & \{s_1\} & \{s_{-2}, s_{-1}\} & \{s_{-1}\} & \{s_0, s_1\} \\
\{s_{-2}, s_{-1}\} & \{s_1, s_2\} & \{s_{-1}, s_0\} & \{s_{-3}, s_{-2}\} & \{s_{-1}\} & \{s_{-1}, s_0\} & \{s_2, s_3\} & \{s_1, s_2\} \\
\{s_0, s_1\} & \{s_{-1}, s_0\} & \{s_1\} & \{s_{-3}, s_{-2}\} & \{s_{-3}, s_{-2}\} & \{s_2\} & \{s_0, s_1\} & \{s_{-2}, s_{-1}\}
\end{matrix}\right.
\qquad \text{（附 B－1）}
$$

$$
\left.\begin{matrix}
\{s_1, s_2\} & \{s_{-2}, s_{-1}\} & \{s_1, s_2\} & \{s_0, s_1\} & \{s_1, s_2, s_3\} & \{s_3\} & \{s_2, s_3\} & \{s_0\} \\
\{s_0, s_1\} & \{s_1, s_2\} & \{s_2\} & \{s_2\} & \{s_1\} & \{s_{-1}\} & \{s_2\} & \{s_1, s_2, s_3\} \\
\{s_{-1}, s_0, s_1\} & \{s_1, s_2, s_3\} & \{s_{-1}\} & \{s_1\} & \{s_{-1}, s_0\} & \{s_{-2}, s_{-1}\} & \{s_0\} & \{s_2, s_3\} \\
\{s_{-2}, s_{-1}\} & \{s_2\} & \{s_0, s_1\} & \{s_2\} & \{s_0, s_1\} & \{s_1, s_2, s_3\} & \{s_0, s_1\} & \{s_1, s_2\} \\
\{s_1, s_2, s_3\} & \{s_3\} & \{s_0\} & \{s_2, s_3\} & \{s_{-2}, s_{-1}\} & \{s_2, s_3\} & \{s_0\} & \{s_3\} \\
\{s_2, s_3\} & \{s_0, s_1\} & \{s_{-1}, s_0, s_1\} & \{s_2, s_3\} & \{s_{-1}, s_0, s_1\} & \{s_1\} & \{s_3\} & \{s_0, s_1\} \\
\{s_0, s_1\} & \{s_1, s_2\} & \{s_{-2}, s_{-1}\} & \{s_{-2}, s_{-1}\} & \{s_0, s_1\} & \{s_1\} & \{s_{-3}, s_{-2}\} & \{s_2, s_3\} \\
\{s_0, s_1\} & \{s_{-2}, s_{-1}\} & \{s_1, s_2\} & \{s_1, s_2\} & \{s_2, s_3\} & \{s_{-2}, s_{-1}\} & \{s_1, s_2\} & \{s_0\} \\
\{s_2, s_3\} & \{s_{-1}, s_0\} & \{s_{-1}\} & \{s_1, s_2\} & \{s_1, s_2\} & \{s_1, s_2\} & \{s_2\} & \{s_{-1}, s_0, s_1\} \\
\{s_1, s_2\} & \{s_2, s_3\} & \{s_{-3}, s_{-2}\} & \{s_1, s_2\} & \{s_0\} & \{s_{-3}, s_{-2}\} & \{s_{-1}\} & \{s_{-1}, s_0\}
\end{matrix}\right]
$$

$$
\begin{aligned}
W = \{ & \{s_1, s_2, s_3\}, \{s_2, s_3\}, \{s_1, s_2\}, \{s_0, s_1, s_2\}, \{s_0, s_1\}, \{s_0, s_1\}, \\
& \{s_0, s_1\}, \{s_0, s_1, s_2\}, \{s_2, s_3\}, \{s_{-1}, s_0, s_2\}, \{s_{-1}, s_0, s_2\}, \\
& \{s_{-1}, s_0, s_1\}, \{s_{-1}, s_0, s_2\}, \{s_{-1}, s_0, s_1\}, \{s_{-1}, s_0, s_2\}, \\
& \{s_{-1}, s_0, s_1\}\}
\end{aligned}
\qquad (附\,B-2)
$$

附录 C 第 4 章模型 I 的参数值

附表 6 三类患者的住院时长累计概率分布 $\tilde{P}_{is}$

超过的住院天数	第一类	第二类	第三类
0	1.00	1.00	1.00
1	0.99	0.99	0.99
2	0.98	0.98	0.98
3	0.97	0.97	0.97
4	0.95	0.96	0.93
5	0.91	0.94	0.90
6	0.85	0.88	0.83
7	0.77	0.79	0.72
8	0.68	0.70	0.64
9	0.61	0.64	0.63
10	0.54	0.58	0.57
11	0.48	0.51	0.48
12	0.41	0.44	0.46
13	0.34	0.36	0.39
14	0.27	0.29	0.3
15	0.23	0.25	0.27
16	0.20	0.22	0.24
17	0.17	0.19	0.21
18	0.14	0.16	0.17
19	0.12	0.14	0.15
20	0.10	0.12	0.13
21	0.08	0.10	0.10

续表

超过的住院天数	第一类	第二类	第三类
22	0.07	0.08	0.09
23	0.06	0.07	0.07
24	0.05	0.05	0.06
25	0.04	0.04	0.05
26	0.03	0.03	0.04
27	0.02	0.02	0.03

附表 7　患者资源相关参数

参数	第一类患者	第二类患者	第三类患者
收益 r_i	170	160	150
检查单位资源消耗 e_i	1.5	1	1.5
护理单位资源消耗 n_i	1.5	1	0.5
患者的优先级得分 s_i	9	6.5	3
患者入院人数比例上下限 $[\alpha_i, \beta_i]$	[0.5, 0.7]	[0.1, 0.2]	[0, 0.1]

附表 8　医疗资源相关参数

医疗资源	可用产能 AC_r	目标产能 TC_r	正偏差成本 c_r^+	负偏差成本 c_r^-
病床	203	183	20	30
医技	201.6	181	20	30
护理	561	512	20	30